Odontología mínimamente invasiva y agentes remineralizantes

PREVENCIÓN Y REPARACIÓN DE LA CARIES DENTAL

Coordinadora editorial:
Dra. Elena Martínez Sanz
Doctora en odontología y vocal de SESPO

Sociedad Española de Epidemiología y
Salud Pública Oral

Las diapositivas y contenidos utilizados para la realización de los diferentes capítulos y pósters han sido proporcionados por los autores. Del mismo modo, los resúmenes realizados de aquellas ponencias que no han sido reflejadas como un capítulo, se ha querido incluir su referencia haciendo un breve resumen redactado por parte las doctoras Elena Martínez Sanz y Yolanda Martínez Beneyto, con el fin de testimoniar estas importantes ponencias incluidas en el programa de la **Jornada de Primavera SESPO 2017**. Para cualquier aclaración al respecto diríjanse a la siguiente dirección de e-mail: info@amazingbooks.es

ÍNDICE

1. PRÓLOGO

La Sociedad Española de Epidemiologia y Salud Pública Oral, en consonancia con sus fines fundacionales, quiere abundar, una vez más, en el conocimiento de las técnicas mínimamente invasivas y en la remineralización. La remineralización, como todos sabemos, constituye un proceso natural de reparación de las lesiones producidas por desequilibrio entre la pérdida de minerales y su posterior recuperación. Este proceso se conoce desde hace más de 100 años, pero sólo en las recientes décadas se ha aceptado su rol terapéutico en el control de la caries dental.

Las estrategias de remineralización se centran en la posibilidad de revertir procesos iniciales de la enfermedad, como son las manchas blancas, y constituyen la opción terapéutica más adecuada por la que se puede optar ante una caries o una pérdida de mineral. Ignorar, hoy en día, los procedimientos terapéuticos no operatorios en el tratamiento de la enfermedad de caries es biológicamente ilógico y éticamente inaceptable.

Por ello la pertinencia de este libro es máxima no sólo para actualizar el estado de la investigación de vanguardia en este tema sino también para revisar las posibilidades de investigación actuales y futuras.

El objetivo principal de ésta publicación será abordar el estado del conocimiento en relación con los avances en la lucha contra la caries dental, una de las enfermedades más prevalentes del mundo, y la situación actual sobre los agentes remineralizantes para la prevención y la reparación de la caries dental.

Era 2015 el plazo señalado por la "Alianza por un Futuro Libre de Caries" para que el 90 % de las facultades de odontología y de asociaciones dentales adoptaran y promocionaran este "nuevo" enfoque de la "caries como un proceso continuo", reversible y evitable, para mejorar la prevención y el tratamiento de esta dolencia.

Es un buen momento para que, una vez más, desde nuestra Sociedad instemos a los responsables de salud para que ahondemos en el campo de la prevención y promoción de la salud: ¿Es apropiado que los Servicios de Salud de la UE dediquen sólo el 3% del presupuesto sanitario a prevención, cuando sabemos que si actuamos sobre el tabaco, el abuso de alcohol, la malnutrición, el exceso de azucares o la vida sedentaria evitaríamos muchas de las patologías actuales y futuras?

Por ello, yo quiero recordar las palabras del Comisario Europeo de Salud, el maltés Tonio Borg, cuando dirigiéndose a los ministros de sanidad de la UE les decía en Bruselas: "No sean Uds. ministros de la enfermedad, sean ministros de la salud". Pues es bueno y yo les digo: "No sean dentistas de la enfermedad, sean dentistas de la salud".

Especial reconocimiento y gratitud al colectivo de higienistas dentales por su contribución, palpable y demostrada, en la mejora de la salud oral.

Para terminar, quiero expresar el reconocimiento al esfuerzo para que éste libro haya salido adelante. Nuestro más sincero agradecimiento a todos.

Video de presentación de la Jornada SESPO 2017, por el Dr. Jesús Rueda.

http://amazingbooks.es/jornadasespo2017-dr-jesus-rueda

2. PRESENTACIÓN

2.1 Presentación de SESPO

La **Sociedad Española de Epidemiología y Salud Pública Oral (SESPO)** es una sociedad científica sin ánimo de lucro, fundada en 1992, que tiene por objeto el desarrollo de la epidemiología de las enfermedades orales, la prevención y la salud pública oral, dentro de su ámbito. Esencialmente, está constituida por profesionales implicados o interesados en odontología preventiva, epidemiología y salud pública oral, y una gran mayoría de ellos trabajamos en Atención Primara en los diferentes Servicios Nacionales de Salud. Asimismo, contamos con profesores y catedráticos universitarios de las áreas del conocimiento mencionadas.

2.2 Miembros de SESPO

Médicos Estomatólogos, Odontólogos e Higienistas Bucodentales trabajando tanto en atención primaria como en odontología privada. Además, catedráticos y profesores universitarios de Odontología Preventiva, Epidemiología y Salud Pública Oral, y otras áreas afines.

2.3 Junta directiva de SESPO

El Presidente es el **Dr. D. Jesús Rueda García**, Licenciado en Medicina y Cirugía, Médico especialista en Medicina Familiar y Comunitaria, Licenciado en Odontología y Presidente de la Sociedad Española de Epidemiología y Salud Pública Oral desde el año 2012.

El resto de la Junta Directiva está formada por:

- Prof. **Dr. D. Manuel Bravo Pérez** (Vicepresidente), Catedrático del Departamento de Estomatología de la Universidad de Granada.

- **Prof.ª Dra. Dª Verónica Ausina Márquez** (Secretaria), Profesora y Directora del Departamento de Odontología de la Universidad Europea de Valencia.

- **Dra. Dª Francisca Marín Sanz** (Tesorera), Odontóloga de Atención Primaria de la Agencia Valenciana de Salud.

Además, los vocales de SESPO son:

- Dra. Dª **Eulalia Llamas Ortuño**, Odontóloga de Atención Primaria del Servicio de Salud de Castilla-La Mancha (SESCAM).

- Dra. Dª **Carmen Trullols Casas**, Odontóloga de Atención Primaria del Servicio de Salud de las Islas Baleares (Ib-Salut).

- Dra. Dª **Elena Martínez Sanz**, Odontóloga de Atención Primaria del Servicio Aragonés de Salud.

- Dr. D. **José María Blanco González**, Coordinador de Programas de Salud Pública en la Consejería de Sanidad del Principado de Asturias.

- Prof.ª Dra. Dª **Yolanda Martínez Beneyto**, Profesor Contratado Doctor del Grado en Odontología en la Universidad de Murcia.

2.4 CONGRESOS SESPO

La SESPO organiza anualmente congresos nacionales. En 2016 se celebró la edición número XXII en Murcia, los días 11 y 12 de noviembre. Además, el XXIII Congreso Nacional SESPO se celebró en Girona, los días 20 y 21 de octubre del 2017, y coincidió con la celebración del 25º aniversario de la sociedad.

Para el próximo año 2018, la SESPO celebrará su congreso anual junto a la EADPH (European Association of Dental Public Health) en Palma de Mallorca, del 18 al 20 de octubre. Toda la información al respecto estará disponible en los próximos meses a través de las páginas web de ambas sociedades (www.sespo.es; www.eadph.org)

2.5 JORNADA DE PRIMAVERA SESPO 2017 - ZARAGOZA

Además, SESPO habitualmente organiza de forma anual, y durante la primavera, una Jornada científica sobre temas concretos de actualidad en la sociedad. Durante el año 2016 se celebró en Alcázar de San Juan (Albacete) y el título de la Jornada fue "La Odontología Pública en España 25 años después del primer PADI".

Durante el XXII Congreso Nacional de la SESPO, celebrado en Murcia, se acordó celebrar la Jornada de Primavera 2017 en Zaragoza, el sábado 20 de mayo, con los siguientes OBJETIVOS:

2.5.1 Objetivos

El OBJETIVO PRINCIPAL de la Jornada fue abordar el estado del conocimiento actual en relación con los avances en la lucha contra la caries dental, una de las enfermedades más prevalentes del mundo, y la situación actual sobre los agentes remineralizantes para la prevención y la reparación de las lesiones ocasionadas por caries. La pertinencia de la organización de este evento era máxima para actualizar el estado de la investigación de vanguardia en este tema y revisar las posibilidades de investigación para el futuro.

Asimismo, los OBJETIVOS ESPECÍFICOS de la Jornada fueron:

1. Abordar el estado actual de la investigación disponible sobre nuevos agentes remineralizantes y compuestos antibacterianos relacionados con la caries dental.

2. Evaluar los conocimientos actuales acerca de los agentes utilizados con el objetivo de mejorar la salud oral y prevenir el desarrollo de la caries.

3. Examinar el papel de los defectos del esmalte, concretamente de la hipomineralización incisivo-molar (MIH), en la *etiopatogenia* de la caries dental.

4. Analizar la metodología de los diseños de investigación en epidemiología oral y los modelos de medición sobre los que se basa el conocimiento actual.

5. Indagar acerca de diseños alternativos y líneas innovadoras de investigación interdisciplinaria, valorando de forma crítica cuáles son las necesidades de futuro.

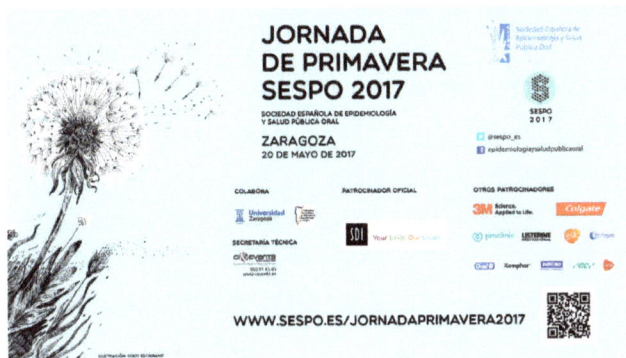

2.5.2 Comité Organizador

Las personas de la SESPO encargadas de organizar este evento fueron:

- Presidenta: Dra. Dª **Elena Martínez Sanz**, Odontóloga de Atención Primaria del Servicio Aragonés de Salud.

- Vicepresidenta: **Dª Rosa María Tarragó Gil**, Higienista Bucodental del Servicio Aragonés de Salud y Presidenta de la Asociación Profesional de Higienistas Bucodentales de Aragón (HIDES Aragón).

Además, la organización de la Jornada de Primavera SESPO 2017 celebrada en Zaragoza contó con un equipo formado por cuatro odontólogas más:

- Prof.ª Dra. **Francesca Monticelli** (Vicedecana y Coordinadora del Grado en Odontología de la Universidad de Zaragoza).

- Dra. Dª **Ana Sanz Coarasa**, Odontopediatra y Profesora Asociada del Grado de Odontología de la Universidad de Zaragoza. Miembro SESPO

- Dra. Dª **Teresa Román García**, Odontóloga de Atención Primaria del Servicio Aragonés de Salud y Miembro de SESPO. Ex alumna del Grado en Odontología de la Universidad de Zaragoza.

- Dra. Dª **Irene Coca García**, Odontóloga de Atención Primaria del Servicio Aragonés de Salud y Miembro de SESPO. Ex alumna del Grado en Odontología de la Universidad de Zaragoza.

2.5.3 La ciudad de Zaragoza

La ciudad de Zaragoza es la capital de la provincia homónima y de la comunidad autónoma de Aragón. Tiene una población de 702.426 habitantes, según los datos del padrón municipal de 2016, siendo la quinta ciudad más poblada de España después de Madrid, Barcelona, Valencia y Sevilla. Su privilegiada situación geográfica la convierte en un importante nudo logístico y de comunicaciones, encontrándose a unos 300 km de Madrid, Barcelona, Valencia, Bilbao y Toulouse (Francia).

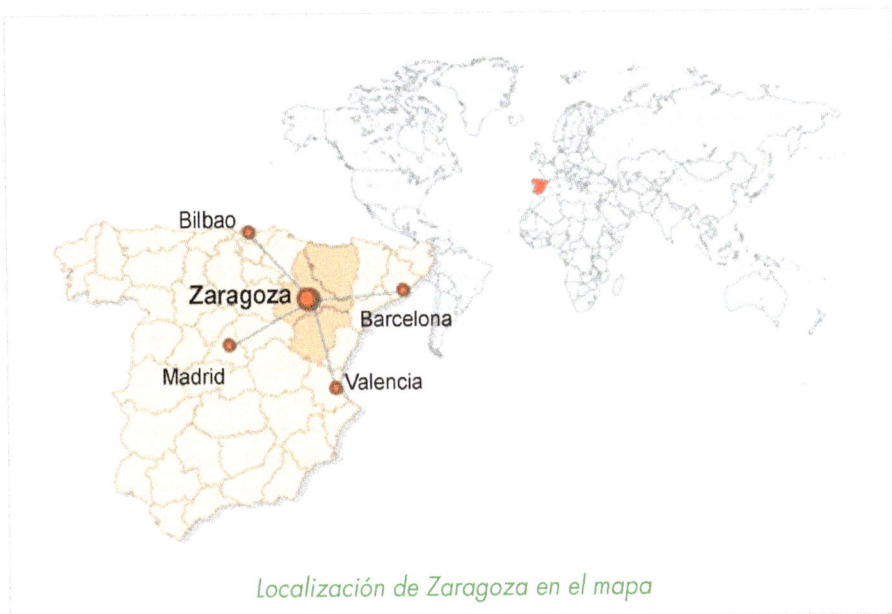

Localización de Zaragoza en el mapa

En 2003 se inauguró la línea de alta velocidad (AVE) Madrid-Zaragoza-Lérida desde la Estación Intermodal de Zaragoza-Delicias, situada en el distrito de La Almozara, que asegura la conexión de Zaragoza con Madrid en menos de 90 minutos. La extensión de la línea de alta velocidad hasta Barcelona se inauguró posteriormente, en 2008, y también permite desplazarse a Barcelona en menos de 2 horas. Aparte de la Estación Intermodal de Zaragoza-Delicias, que también alberga la Estación Central de Autobuses, la ciudad cuenta con otras tres estaciones ferroviarias - El Portillo, Goya y Miraflores -, que dan servicio a las líneas de cercanías de Zaragoza y a varias líneas de media distancia de Renfe.

La ciudad de Zaragoza también cuenta con un aeropuerto internacional (código IATA: ZAZ) situado a 10 kilómetros del centro de la ciudad. El aeropuerto está conectado por una línea de autobús con una frecuencia de 30 minutos. En marzo de 2008, con motivo de la Exposición Internacional del Agua, se abrió una nueva terminal. Actualmente, en el aeropuerto operan seis compañías aéreas (Ryanair, Air Europa, Air Nostrum, Volotea, Vueling y Wizz Air) y existen conexiones permanentes con nueve destinos, seis de ellos europeos (Londres, París, Bruselas, Milán, Cluj-Napoca y Bucarest) y tres nacionales (Mallorca, Tenerife y Lanzarote), a los que se le suman otros cuatro enlaces veraniegos (Gran Canaria, Fuerteventura, Ibiza y Menorca). Toda la información web de la ciudad de Zaragoza se encuentra en:

http://www.zaragoza.es/sedeelectronica/

2.5.4 Fecha y lugar de la Jornada

La celebración de la Jornada contó con el apoyo de la Universidad de Zaragoza (UNIZAR) y de la Prof.ª Dra. Francesca Monticelli, vicedecana y coordinadora del Grado en Odontología de la UNIZAR, y se celebró el día **20 de mayo de 2017** en el Aula Magna del Edificio del Paraninfo (Universidad de Zaragoza), situada en el centro de la ciudad, con un total de 200 personas inscritas entre dentistas, higienistas y estudiantes.

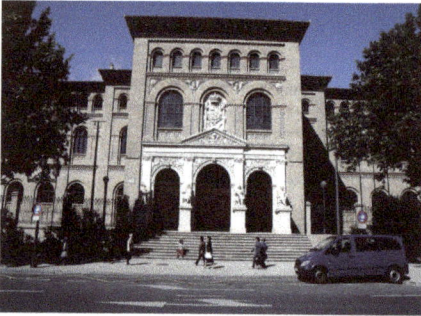

Fachada principal del edificio del Paraninfo

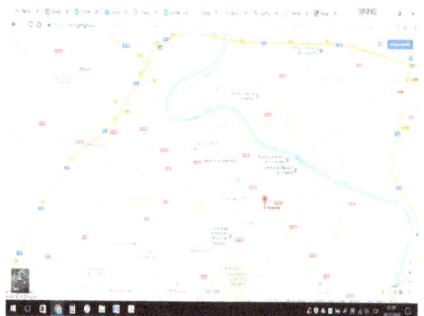

El Paraninfo en el mapa de la ciudad de Zaragoza

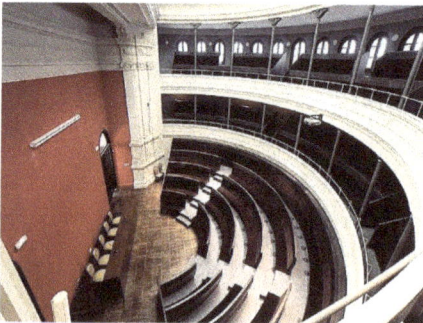

Aula Magna del Paraninfo de la UNIZAR

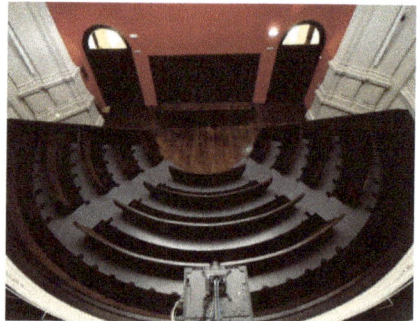

Aula Magna del Paraninfo de la UNIZAR

2.5.5 Participantes

La Jornada estaba dirigida a profesionales y estudiantes de la Odontología – Odontólogos e Higienistas Bucodentales–, nacionales e internacionales, y contó con numerosos asistentes.

2.5.6 Programa Científico

El Programa Científico comenzó a las 9 de la mañana con el Acto de Apertura presidido por las autoridades de SESPO, de la Universidad de Zaragoza, del Colegio de Odontólogos y Estomatólogos de Aragón y de HIDES Aragón.

A las 9:30 horas comenzaron las sesiones científicas. Los ponentes invitados a esta Jornada fueron:

- **Prof.ª Dra. Francesca Monticelli** (Vicedecana y Coordinadora del Grado en Odontología de la Universidad de Zaragoza)

- **Prof.ª Dra. Karin Weerheijm** (Paediatric dentist. Mondzorgcentrum, Amsterdam, The Netherlands).

- **Prof.ª Dra. Marlies Elfrink** (Paediatric dentist. Mondzorgcentrum, Amsterdam, The Netherlands).

- **Prof. Dr. Juan Carlos Llodra** (Profesor Titular de la Universidad de Granada).

- **Prof.ª Dra. Carmen Llena Puy** (Profesora Titular en la Universidad de Valencia y Odontóloga de Atención Primaria).

- **Prof.ª Dra. Laura Ceballos** (Profesora Titular en la Universidad Rey Juan Carlos de Madrid).

- **Prof.ª Dra. Inmaculada Tomás** (Profesora de Titular de "Odontología en Pacientes Médicamente Comprometidos" en la Universidad de Santiago de Compostela).

- **Dr. Jeff Wright** (Chief Executive en Reminova Ltd.).

2.5.7 Comité científico

El **comité científico** estuvo formado por:

Presidenta:

- Prof.ª Dra. Ana Sanz Coarasa, Odontopediatra y Profesora Asociada del Grado de Odontología de la Universidad de Zaragoza.

Vocales:

- Prof.ª Dra. Elena Martínez Sanz, Odontóloga de Atención Primaria del Servicio Aragonés de Salud.

- Prof.ª Dra. Francesca Monticelli, Vicedecana y Coordinadora del Grado en Odontología de la Universidad de Zaragoza.

- Prof.ª Dra. Mª Teresa García de Castro, Médico-Estomatólogo de Atención Primaria en el Servicio Aragonés de Salud y Profesora Asociada del Grado de Odontología de la Universidad de Zaragoza.

2.5.8 Acreditaciones

- La Jornada de Primavera SESPO 2017 está acreditada con 1 crédito de formación continua (CFC) por la comisión de formación de las profesiones sanitarias de la Comunidad de Madrid (donde está registrada la SESPO).

- Además, la Jornada de Primavera SESPO 2017 también está acreditada con 0,5 créditos ECTS (*European Credit Transfer and Accumulation System*) por la Universidad de Zaragoza.

2.5.9 Comunicaciones en formato Póster

Para la Jornada de Primavera SESPO 2017 se aceptaron comunicaciones únicamente en formato póster. Entre los 16 pósteres aceptados, la SESPO otorgó 3 Premios Científicos a los 3 mejores pósteres de la Jornada (un primer premio y dos accésits).

1. Los resúmenes de los mismos serán remitidos al Comité Científico del Congreso debiendo contener una extensión máxima de 350 palabras, con letra Arial y tamaño 11 puntos.

2. Los trabajos deberán ser originales, no podrán haber sido presentados en otros eventos nacionales o internacionales previos a la realización de esta reunión.

3. Las comunicaciones podrán ser de investigación, revisiones sistemáticas de la bibliografía, revisiones de carácter clínico y revisiones narrativas de la literatura.

4. El primer firmante deberá estar inscrito en el Congreso y será el ponente. El número máximo de autores será de cinco. El primer firmante no puede figurar como primer autor en más de una comunicación, aunque puede figurar como coautor de otras.

5. Deberán aportarse, conjuntamente al resumen, los datos siguientes: título, autor/es, titulación e institución de procedencia, si fuera el caso, y dirección completa, teléfono y correo electrónico del primer firmante.

6. Los pósters se expondrán el sábado 20 de mayo 2017 a las 17:00 h, en un orden previamente fijado por el comité científico. Los horarios de exposición se indicarán en la comunicación de aceptación. El tiempo de exposición para cada póster será de 3 minutos, con un tiempo de 2 minutos adicionales para la discusión.

7. Las dimensiones del póster serán de 120 cm de alto x 90 cm de ancho. En la parte superior figurarán, por este orden: título, autores (subrayando el nombre del primer firmante, que es responsable de la defensa del mismo). Pueden utilizarse todo tipo de gráficos. El texto debe ser visible a 2 metros de distancia.

8. Una vez admitido por el Comité Científico, se notificará oportunamente al primer firmante, vía correo electrónico.

9. Quedarán a criterio del Comité Científico todos los detalles respecto a la visualización/colocación y distribución de los pósters para la mejor organización de la Jornada.

10. Se establecerán tres premios para los 3 mejores pósters, a juicio del Comité Científico, siempre que se den las circunstancias apropiadas, pudiendo quedar desiertos, aunque se recomendará que eso sea excepcional. Cada uno de los premios se entregará al primer firmante y consistirá en un cepillo eléctrico Oral B GENIUS.

11. La fecha límite de envío de la comunicación tipo póster será el día 16 de abril de 2017. Se ruega encarecidamente cumplir todas las instrucciones precedentes, en aras de facilitar la labor del Comité Científico.

Finalmente, los **premiados** fueron:

Primer premio

Autores: Martínez Beneyto Yolanda; Pérez Lajarín Leonor; Pérez Silva Amparo; Serna Muñoz Clara; Ortiz Ruiz Antonio.

Título: Capacidad Remineralizadora de pastas dentales de uso diario.

1er Accésit

Autores: Alonso Lajara Isabel María; Bolaños Carmona María Victoria; Fernández Fernández Lucía.

Título: Defectos de esmalte: Comparativa de prevalencia y repercusiones en Andalucía Oriental en 2015 y 2016.

2º Accésit

Autores: Auría Beatriz; Nuñez Pilar; Retamar Sandra; Sanclemente Teresa.

Título: Intervención dietética en el paciente periodontal: prevención y coadyuvante del tratamiento de la enfermedad periodontal.

http://sespo.es/

2.6 Amazing Books Editorial, comprometida con la salud pública

Amazing Books es una editorial y productora especializada en libros, e-books, y audiovisuales. La editorial se ocupa desde su fundación en publicar libros y e-books sobre aspectos relativos a la salud pública. Y, por ello, colabora con la Sociedad Española de Epidemiología y Salud Pública Oral SESPO, manteniendo así su compromiso con los dictámenes de la OMS.

Datos según la OMS:

1. El 60%-90% de los escolares y casi el 100% de los adultos tienen caries dental en todo el mundo.

2. Las caries dentales pueden prevenirse manteniendo de forma constante una baja concentración de fluoruro en la cavidad bucal.

3. Las enfermedades periodontales graves, que pueden desembocar en la pérdida de dientes, afectan a un 15%-20% de los adultos de edad media (35-44 años).

4. Alrededor del 30% de la población mundial con edades comprendidas entre los 65 y los 74 años no tiene dientes naturales.

5. Las dolencias bucodentales, tanto en niños como en adultos, tienden a ser más frecuentes entre los grupos pobres y desfavorecidos.

6. Son factores de riesgo para el padecimiento de enfermedades bucodentales, entre otros, la mala alimentación, el tabaquismo, el consumo nocivo de alcohol y la falta de higiene bucodental, aunque existen también diversos determinantes sociales.

7. La salud bucodental, fundamental para gozar de una buena salud y una buena calidad de vida, se puede definir como la ausencia de dolor orofacial, cáncer de boca o de garganta, infecciones y llagas bucales, enfermedades periodontales (de las encías), caries, pérdida de dientes y otras enfermedades y trastornos que limitan en la persona afectada la capacidad de morder, masticar, sonreír y hablar, al tiempo que repercuten en su bienestar psicosocial.

http://www.who.int/mediacentre/factsheets/fs318/es/

CAPÍTULO 3

EL FLUORURO DIAMÍNICO DE PLATA EN EL
CONTROL DE LA CARIES:
LA EVIDENCIA CIENTÍFICA

Prof. Dr. Juan Carlos Llodra

.

CAPÍTULO 3

EL FLUORURO DIAMÍNICO DE PLATA EN EL CONTROL DE LA CARIES:
LA EVIDENCIA CIENTÍFICA

ZARAGOZA
20 MAYO
2017

**JORNADA
DE PRIMAVERA
SESPO 2017**

SESPO
2017

SOCIEDAD ESPAÑOLA DE EPIDEMIOLOGÍA
Y SALUD PÚBLICA ORAL

Sociedad Española de
Epidemiología y Salud
Pública Oral

*El fluoruro diamínico de plata
en el control de la caries:
la evidencia científica*

Juan Carlos Llodra Calvo

ugr | Universidad
de Granada

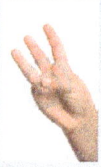

El fluoruro diaminico de plata en el control de la caries

EL PASADO: el origen de las publicaciones e hipótesis sobre SDF

El fluoruro diaminico de plata en el control de la caries

EL PRESENTE: los ensayos clínicos publicados sobre SDF: la confirmación de las hipótesis

El fluoruro diaminico de plata en el control de la caries

EL FUTURO: las líneas de investigación futuras

Primeramente, hablaré muy rápidamente de lo mucho que se conoce de una etapa que podríamos denominar empírica; pero sin ninguna connotación peyorativa, porque esa etapa, que yo cifraría hasta finales de los años 90, fue sumamente productiva, sobre todo en las universidades japonesas, y nos permitió avanzar con investigaciones cualitativamente mejores y con ensayos clínicos controlados. Y no quisiera, para nada, despreciar esa primera etapa fundamental. Después, os diré cuál es el estado actual de la evidencia y cuáles son las dudas que permanecen.

La reacción química

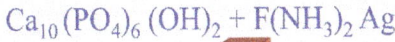

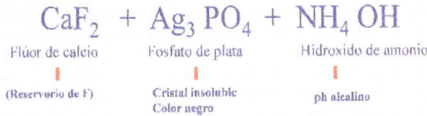

$$Ca_{10}(PO_4)_6(OH)_2 + F(NH_3)_2 Ag$$

$$CaF_2 + Ag_3 PO_4 + NH_4 OH$$

Flúor de calcio	Fosfato de plata	Hidróxido de amonio
(Reservorio de F)	Cristal insoluble Color negro	ph alcalino

En relación al pasado, empezamos ya a aprender cómo funciona el fluoruro diamínico de plata. Reacciona con la hidroxiapatita originando 3 compuestos importantes:

1. Un reservorio de fluoruro de calcio, extremadamente lábil, que va a volver a liberar, cuando se separe, el calcio (Ca^{2+}) y el fluoruro (F^-) como reservorio de ambos.

2. El ión plata unido al fosfato, que va a originar fosfato de plata y que es el responsable de las tinciones oscuras que se originan con la utilización del fluoruro diamínico de plata.

3. Finalmente, hidróxido de amonio, responsable del pH alcalino que se produce en el sitio de la aplicación del fluoruro diamínico de plata, y que es una de las razones más importantes del efecto antibacteriano de ese producto.

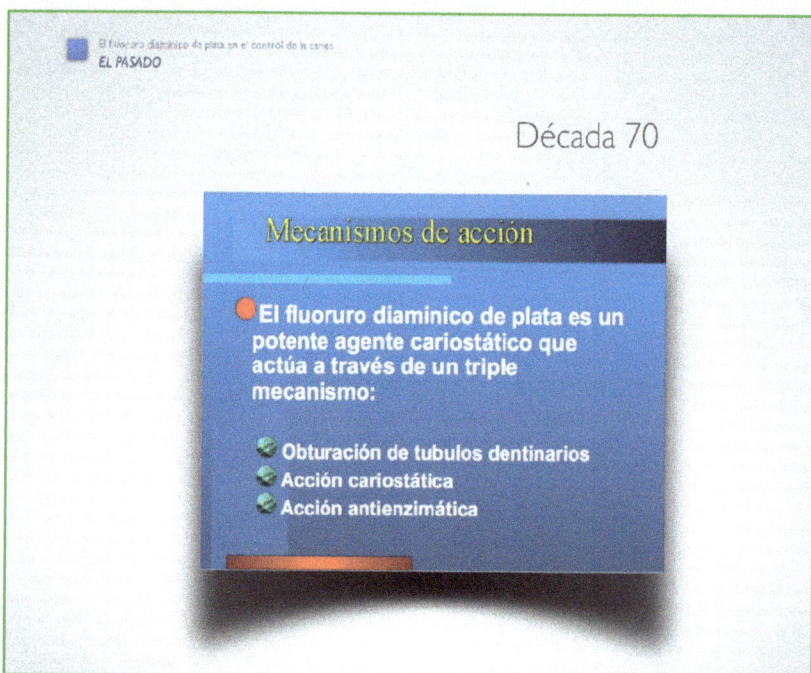

Década 70

Mecanismos de acción

● El fluoruro diaminico de plata es un potente agente cariostático que actúa a través de un triple mecanismo:

- Obturación de tubulos dentinarios
- Acción cariostática
- Acción antienzimática

También pertenece a los años 80 la emisión de hipótesis de los mecanismos de acción. Se decía, y es verdad porque lo sabemos a ciencia cierta hoy en día, que el fluoruro diamínico de plata iba a actuar originando una obturación de los túbulos dentinarios, e iba a tener una potente acción cariostática y una acción antienzimática.

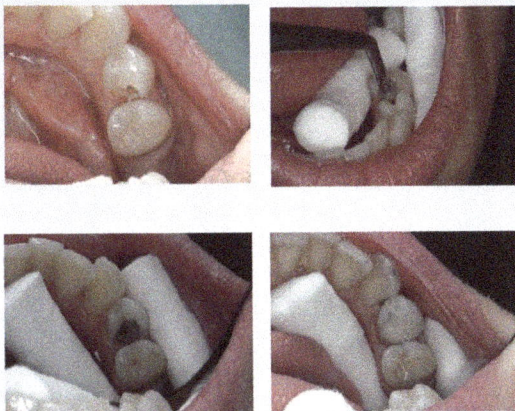

La clínica del SDF

También a esa etapa pasada pertenecen muchos y numerosos debates sobre la utilización clínica de este producto, sobre todo en muchos países de América Latina, y me gustaría resaltar Argentina y Brasil como países donde hubo, desde hace muchos años, una amplia tradición en la utilización del fluoruro diamínico de plata al 38%. Por ejemplo, es muy conocido el *Fluoroplat®* en Argentina, aunque hay otros productos brasileños (*Bioride®*) muy conocidos también. Y en Japón, el *Saforide®* es, en definitiva, el mismo producto. Pues bien, pertenecen a esa etapa la utilización y difusión masiva, tanto en los servicios de salud pública como a nivel de las consultas odontológicas privadas donde se empezó a utilizar de manera masiva.

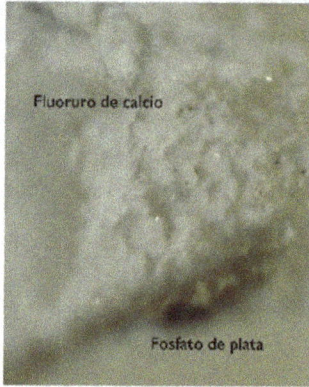

La histología del fluoruro diaminico de plata

Fluoruro de calcio

Fosfato de plata

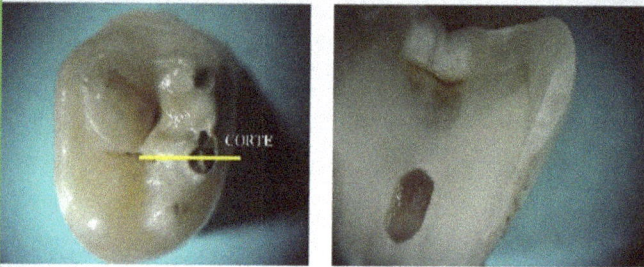

La histología del fluoruro diaminico de plata

CORTE

También de esa etapa pasada tenemos varias cosas interesantes en relación a la histología y, como no, los primeros estudios, sobre todo procedentes de varias universidades japonesas, como el estudio de Nishino (1980), de la Universidad de Osaka, donde empieza a estudiar el enlentecimiento de la progresión de caries en los dientes tratados con fluoruro diamínico de plata.

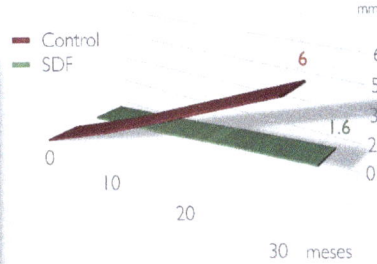

El fluoruro diamínico de plata en el control de la caries
EL PASADO

Década 80

Los potenciales efectos clínicos
Efectos cariostáticos

Nishino, J .Osaka Univers.Dent. (1980)

Progresión de la lesión de caries

Efectos cariostáticos en dentición temporal
- Reducción de la progresión de la caries
- Disminución de la sensibilidad dentinaria
- Endurecimiento de la dentina cariada
- Muy útil sobre todo en el sector posterior (ennegrecimiento de las lesiones tratadas)
- Utilidad en el tratamiento de caries rampantes y de biberón (consentimiento informado por motivos estéticos)

Control
SDF

Como podéis ver, en los controles, a los 30 meses, hay una progresión de la lesión de caries de unos 6 mm, mientras que la progresión en los dientes tratados con fluoruro diamínico de plata no llega siquiera a los 2 mm. Con lo cual hay, obviamente, un efecto de enlentecimiento del avance de la lesión de caries.

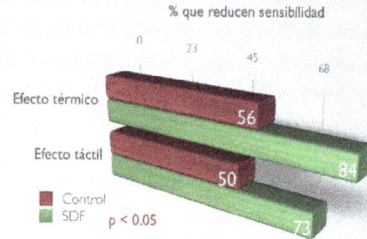

El fluoruro diamínico de plata en el control de la caries
EL PASADO

Los potenciales efectos clínicos   Década 80
Desensibilización

Desensibilisación de la dentina hipersensitiva: el fluoruro diamínico de plata reduce :
- la sensibilidad térmica
- la sensibilidad a la palpación (sonda)
- la sensibilidad química (dulces, salados)

Murase. The Nippon Dental Review. 1985

% que reducen sensibilidad

Efecto térmico   56

Efecto táctil   50   84

Control
SDF   p < 0.05   73

También es la etapa de algunos estudios que se publican en relación con la supuesta acción desensibilizadora del fluoruro diamínico de plata, tanto de la sensibilidad térmica como de la sensibilidad táctil.

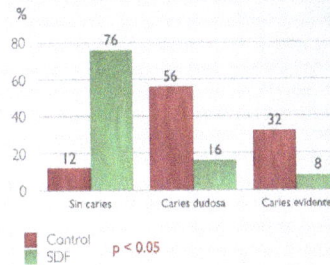

Es curioso que también en esa etapa, ya a finales de los años 70, empiezan a publicarse los primeros estudios en dentición permanente (hasta entonces sólo había estudios en dentición temporal). En este caso, el estudio de Sato (1979) es muy interesante porque es el primero que se realiza en primeros molares permanentes con un grupo control. Y podéis ver como en el grupo con fluoruro diamínico de plata el 76% de los primeros molares permanentes permanecen sanos, mientras que en el grupo control solamente permanecen sanos, sin caries, el 12% de los primeros molares permanentes.

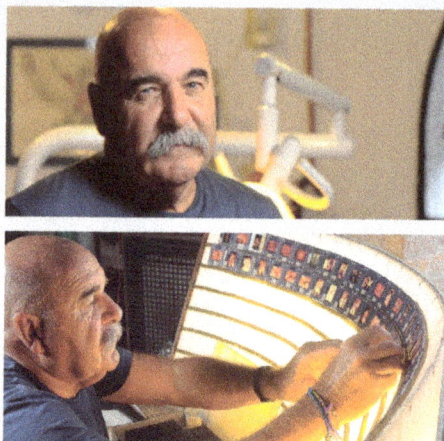

Hugo Rossetti: el dentista del fluoroplat

Bien, esto en cuanto al pasado. Y ahora vamos a ir hacia el presente. Pero no puedo ir hacia el presente sin hacer una brevísima transición y rendir un pequeño homenaje a Hugo Rossetti. Hugo Rossetti es una persona rara donde las haya, lúcida donde las haya, adelantado a su tiempo donde los haya, anárquico donde los haya y acientífico donde los haya. Pero, a pesar de esos apelativos, Hugo Rossetti es la persona que a mí personalmente, y a muchos de los que estamos aquí, nos descubrió lo que era el fluoruro diamínico de plata, allá por los años 90-92. Y, al margen de eso, y del enorme agradecimiento personal y científico porque me acercará al mundo de fluoruro diamínico de plata, en el cual he tenido después la oportunidad de trabajar a nivel de investigación y a nivel personal clínico, lo que más me llamó la atención de Hugo Rossetti es que, a pesar de su empirismo, no he visto a nadie, a nadie, ni a lo largo ni a lo ancho de este mundo, con más seguimiento documentado a lo largo del tiempo de más pacientes. Hugo Rossetti tiene documentados del orden de 2.000 pacientes, más allá de los 9 años de seguimiento. Y los tiene documentados fotográficamente (arcada superior, arcada inferior, hemiarcada superior derecha, etc.) y durante

9-11 años. Desgraciadamente, su forma de ser no nos ha permitido aprovechar, en el buen sentido de la palabra, esa magnífica biblioteca empírico-científica que él tiene de imágenes, de realidades, que son pacientes con nombre y apellidos. Como por ejemplo, y sólo les voy a poner uno, Germán. Germán es un paciente con síndrome de Down y Hugo Rossetti a ese niño con un problemón tremendo de caries en dentición temporal, gracias a la utilización del fluoruro diamínico de plata *"y cómo no de selladores, de un seguimiento exhaustivo, y de un programa de educación sanitaria de cepillado integral a él y a toda la familia"* pues consiguió que Germán, ahí tenéis la evolución a 7 años, y no tengo la imagen pero yo lo he visto que Germán, con 34 años, no tiene ni una sola caries y Germán vive en Buenos Aires, se casó y tuvo un hijo, Germanito, y les aseguro que Germanito, el hijo de Germán, tampoco tiene ni una sola caries. Por lo tanto, me parecía cuanto menos obligado hacer una referencia a una persona como es Hugo Rossetti que ya hace muchísimos años, cuando nadie hablaba de esto, él hablaba de odontología mínimamente invasiva, él hablaba de selladores de fisuras y también que no podíamos continuar rompiendo la biología dentaria porque era insustituible. Y que no podíamos estar utilizando índices para medir la enfermedad porque entonces nos prostituiríamos viendo nada más que enfermedad y había que ir hacia índices de salud, como ahora efectivamente están surgiendo: índices de salud. Y todo eso para mí fue revulsivo, en el buen sentido de la palabra, y tenía que agradecerle a Hugo el que a mí por lo menos me ayudara en ese sentido.

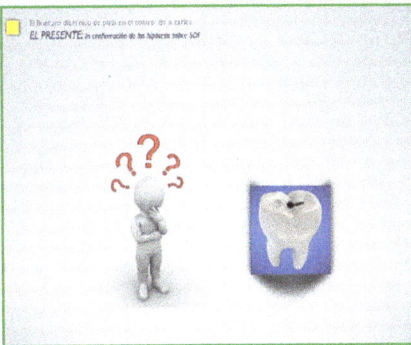

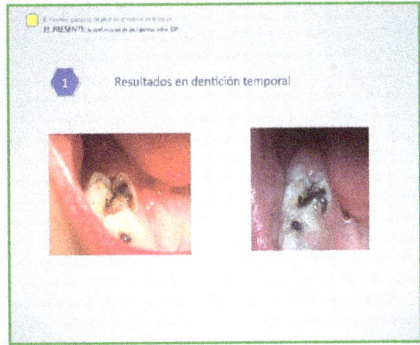

Bien, cuál es el presente actual. Para eso, he separado los estudios que hay en dentición temporal de los que hay en dentición permanente.

RESEARCH ARTICLE Open Access

Caries remineralisation and arresting effect
in children by professionally applied
fluoride treatment – a systematic review

Sheng Shalan Gao, Shinan Zhang, Man-Lai Mei, Edward Chin-Man Lo and Chun-Hung Chu

Gao et al. BMC Oral Health (2016) 16:12
DOI 10.1186/s12903-016-0171-6

1 Resultados en dentición temporal

Study (Year)		Proportion of Arrested Dentine Caries (95% CI)
Lo EC (2001)		0.69 (0.66, 0.73)
Chu CH (2002)		0.65 (0.61, 0.69)
Llodra JC (2005)		0.85 (0.82, 0.88)
Yee R (2009)		0.31 (0.29, 0.33)
Zhi QH (2012)		0.79 (0.73, 0.85)
Overall (I-squared = 96.0%, p<0.001)	66%	0.66 (0.41, 0.91)

Meta-analysis of the 5 studies using 38 % SDF to arrest dentine caries

Resultados: el meta-análisis proporciona una capacidad del **66%** de caries temporales detenidas [95% CI: 41-2%-90.7%; P <0.001]

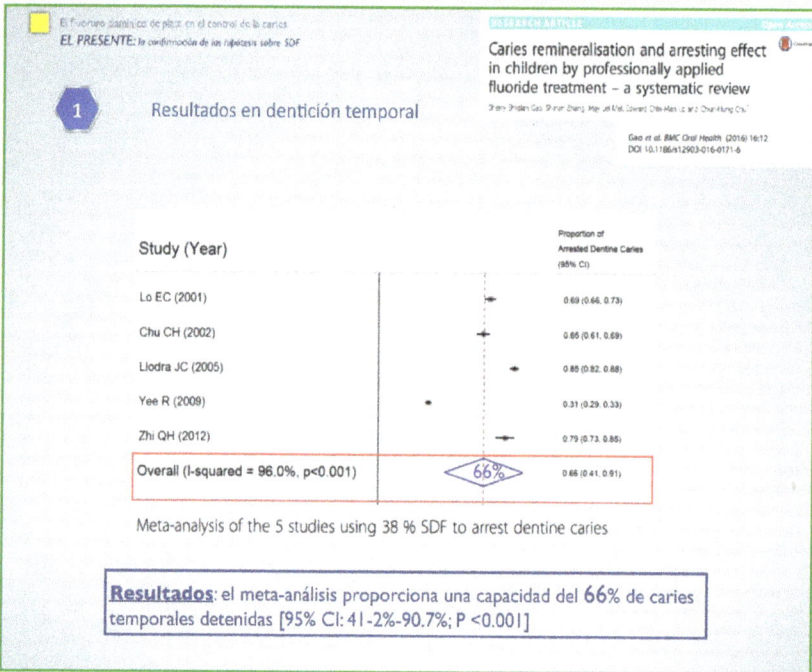

En dentición temporal hay un metaanálisis del año 2015 que nos dice que aproximadamente de cada 10 molares temporales con caries tratados con fluoruro diamínico de plata, en 7 las caries se van a detener. El metaanálisis *"que además reúne estudios no solamente clínicos sino también estudios realizados in vitro"* nos dice que la fracción preventiva del fluoruro diamínico de plata en dentición temporal es en torno al 80%, la cual es muy elevada.

Prof. Dr. Juan Carlos Llodra

Review Article

Approaches to Arresting Dental Caries: An Update

GAURAV SHARMA¹, MANJUNATH P. PURANIK², SOWMYA K.R.³

Journal of Clinical and Diagnostic Research. 2015 May, Vo-9(5): ZE08-ZE11

1 Resultados en dentición temporal

Sl. No.	Author	Study design	Year	Material used
1	Llodra JC et al., [7]	Clinical trial	2005	SDF
2	Yee R et al., [8]	Clinical trial	2009	SDF
3	Chu CH et al., [9]	In vitro	2012	SDF
4	Mei ML et al., [10]	In vitro	2013	SDF
5	Mei ML et al., [11]	In vitro	2013	SDF
6	Zhang W et al., [12]	Clinical trial	2013	SDF
7	Chu CH et al., [13]	Clinical trial	2002	SDF NaF
8	Braga MM et al., [14]	Clinical trial	2009	SDF CTT GIC
9	Zhi QH et al., [15]	Clinical trial	2009	SDF GIC
10	Hosoya Y et al., [16]	In vitro	2012	SDF AHF

Resultados:
* la fracción preventiva del SDF en dentición temporal es del 79.7%
* el grupo SDF obtiene un % más alto de lesiones inactivas que el grupo control (p<0.01)
* la acción del SDF está demostrada a los 12, 24 y 36 meses de su aplicación
* la dentina cariada tratada con SDF tiene mucho mayor dureza que la dentina control (p<0.05)

Fracción preventiva del 80% significa que los que no reciben fluoruro diamínico de plata en el grupo control versus los que sí reciben fluoruro diamínico de plata hay un ahorro del 80% de caries. También nos dice, y reafirma, que hay un porcentaje mucho más alto de lesiones inactivas en los grupos tratados con fluoruro diamínico de plata. Y nos dice que es efectivo hasta los 36 meses. Hoy por hoy, qué ocurre más allá de los 36 meses no lo sabemos porque no hay estudios que vayan más allá de 36 meses de seguimiento. Y también nos dice que la dentina cariada tratada con fluoruro diamínico de plata tiene mucha mayor dureza que la dentina control.

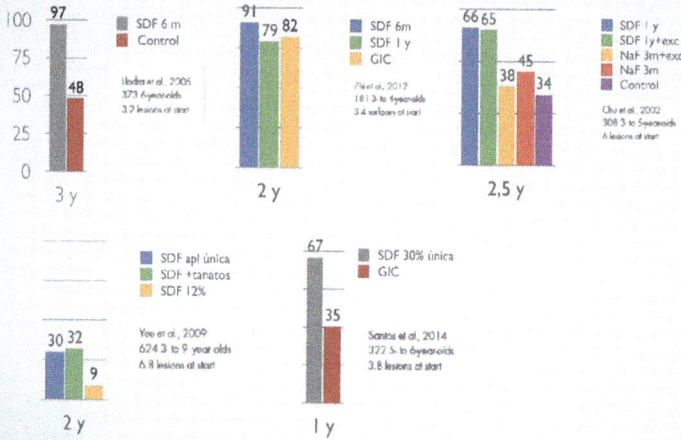

El fluoruro diamínico de plata en el control de la caries
EL PRESENTE: la confirmación de las hipótesis sobre SDF

Resultados en población infantil (DT)

% de lesiones detenidas

He hecho un resumen de todos los estudios que hay en dentición temporal para que podáis ver los porcentajes de lesiones detenidas, que van desde un 97%, en el estudio nuestro que realizamos en Santiago de Cuba, de 36 meses de seguimiento, al 91%, al 60% o al 30%. Como podéis observar, hay una enorme variabilidad en los porcentajes publicados pero fijaros en algo: los peores resultados se obtienen en aquellos estudios con aplicación única o aplicación anual. Los que lo hemos aplicado cada 6 meses obtenemos mejores resultados. O sea, parecería que hay una relación dosis-efecto, lo cual es razonable. Ocurre lo mismo con otros compuestos de aplicación profesional de flúor: no es lo mismo poner un barniz de flúor una vez y olvidarse del niño que reaplicarlo cada 4-6 meses.

Prof. Dr. Juan Carlos Llodra

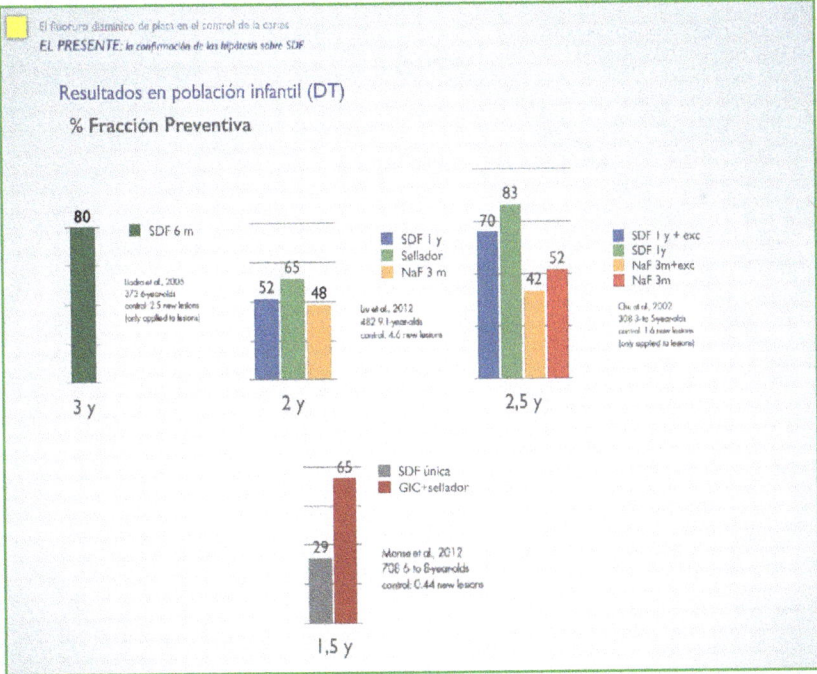

En relación a la fracción preventiva, estos son los estudios disponibles y también podemos observar que hay una variabilidad importante entre un 60 y un 80% de fracción preventiva en dentición temporal.

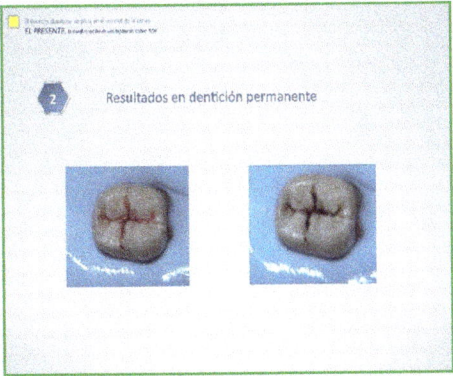

Y si pasamos a la dentición permanente, la primera observación que tenemos que hacer es que hay muy poco publicado sobre fluoruro diamínico de plata en dentición permanente.

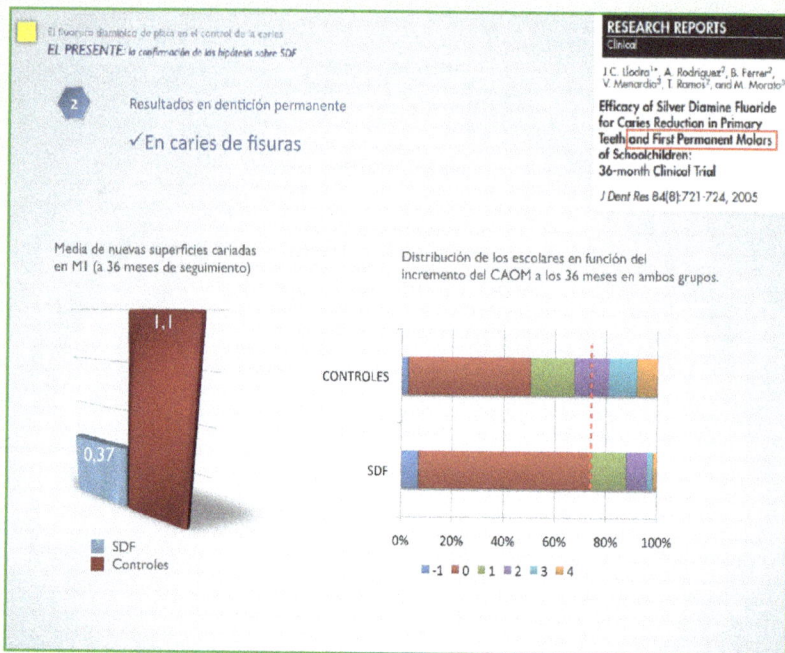

RESEARCH REPORTS
Clinical

J.C. Llodra[1]*, A. Rodríguez[2], B. Ferrer[2], V. Menardia[3], T. Ramos[2], and M. Morato[3]

Efficacy of Silver Diamine Fluoride for Caries Reduction in Primary Teeth and First Permanent Molars of Schoolchildren: 36-month Clinical Trial

J Dent Res 84(8):721-724, 2005

El fluoruro diamínico de plata en el control de la caries

EL PRESENTE: la confirmación de las hipótesis sobre SDF

2 Resultados en dentición permanente

✓ En caries de fisuras

Media de nuevas superficies cariadas en MI (a 36 meses de seguimiento)

Distribución de los escolares en función del incremento del CAOM a los 36 meses en ambos grupos.

El primer estudio en dentición permanente tuve yo el placer y el honor de coordinarlo y lo realizamos en varias escuelas en la ciudad de Santiago de Cuba. Fue un ensayo clínico controlado a doble ciego con todas las precauciones metodológicas para controlar los sesgos y tuvimos especial cuidado en respetarlas. Como resultados, encontramos que en los primeros molares permanentes también funciona el fluoruro diamínico de plata pero no tan bien como en la dentición temporal, aunque funciona. Y lo que es muy importante es que, desde un punto de vista de salud pública, en el grupo de fluoruro diamínico de plata aproximadamente el 70% de los niños no tienen ni un sólo molar permanente cariado. Con lo cual, el 70% de los niños pudimos decir que no tuvieron ni un sólo primer molar permanente cariado utilizando el fluoruro diamínico de plata como si fuera un sellador, es decir, con un carácter preventivo, a diferencia de lo que hacíamos en la dentición temporal donde ya era terapéutico, con la finalidad de arrestar, de detener la lesión de caries. Y la segunda observación importante es que en el grupo del fluoruro diamínico de plata, *"en comparación con el grupo control"* podemos ver que hay una desviación a la izquierda. Es decir, los niños de alto riesgo de caries, que presentan 3 o 4 primeros molares afectados, no son más que el 5% de los niños en el grupo del fluoruro diamínico de plata, mientras que en el grupo control son el **20%** de los niños los que presentan caries en 3 o 4 primeros molares. Por lo tanto, desde el punto de vista de salud pública también tiene un enorme interés.

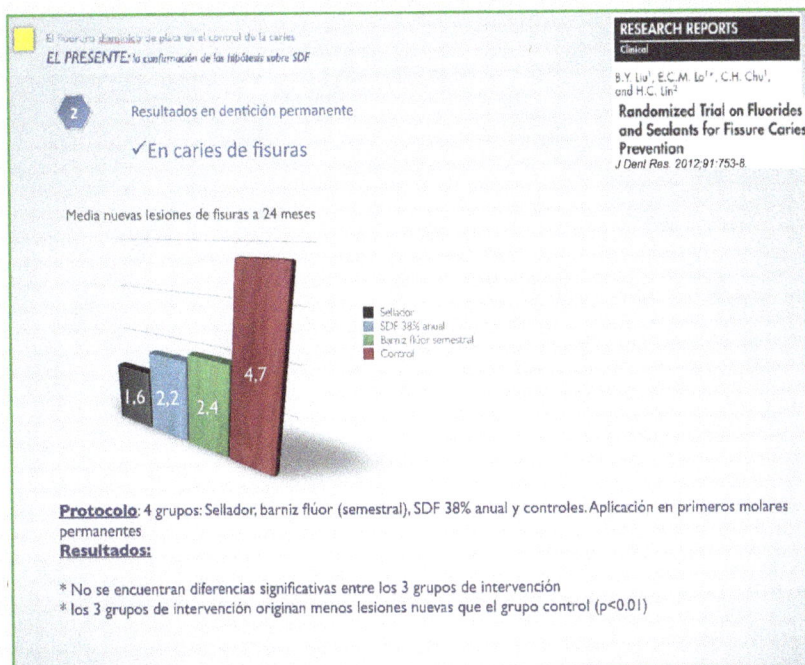

El fluoruro diamínico de plata en el control de la caries
EL PRESENTE: la confirmación de las hipótesis sobre SDF

RESEARCH REPORTS
Clinical

B.Y. Liu[1], E.C.M. Lo[1*], C.H. Chu[1], and H.C. Lin[2]

Randomized Trial on Fluorides and Sealants for Fissure Caries Prevention
J Dent Res 2012;91:753-8.

2 Resultados en dentición permanente

✓ En caries de fisuras

Media nuevas lesiones de fisuras a 24 meses

■ Sellador
■ SDF 38% anual
■ Barniz flúor semestral
■ Control

1,6   2,2   2,4   4,7

Protocolo: 4 grupos: Sellador, barniz flúor (semestral), SDF 38% anual y controles. Aplicación en primeros molares permanentes
Resultados:

* No se encuentran diferencias significativas entre los 3 grupos de intervención
* los 3 grupos de intervención originan menos lesiones nuevas que el grupo control (p<0.01)

Otro estudio randomizado muy interesante es el de Liu et al. (2012): no encuentra diferencias significativas entre aplicación de sellador, de SDF (*Silver Diamine Fluoride* o fluoruro diamínico de plata en inglés) y de barniz de flúor semestral pero observen cómo en ese estudio se utiliza aplicación anual de fluoruro diamínico de plata y lo está comparando con sellador reaplicado cada 6 meses y con barniz de flúor reaplicado cada 6 meses. O sea, no perdamos de vista que no es lo mismo reaplicar el fluoruro diamínico de plata cada 6 meses que hacerlo una vez al año.

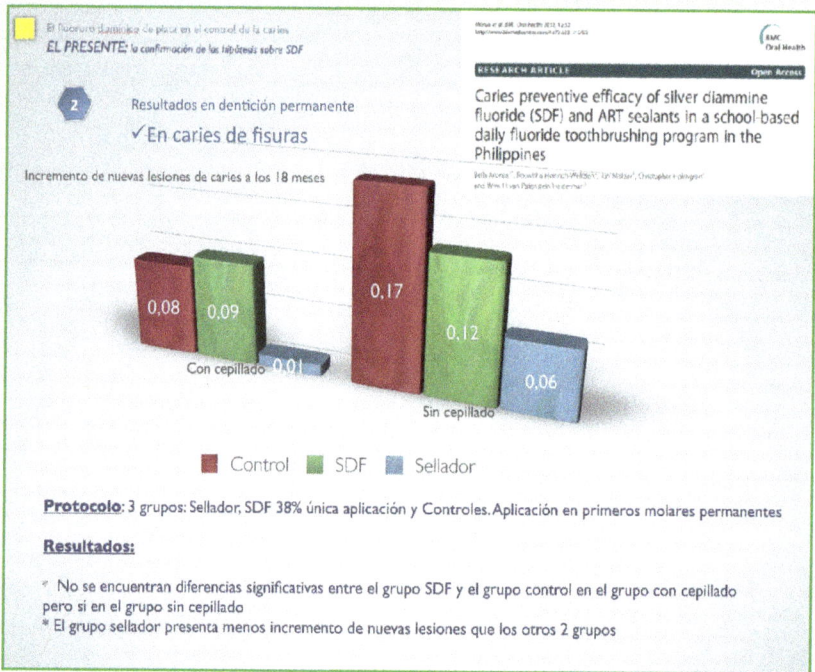

Caries preventive efficacy of silver diammine fluoride (SDF) and ART sealants in a school-based daily fluoride toothbrushing program in the Philippines

Protocolo: 3 grupos: Sellador, SDF 38% única aplicación y Controles. Aplicación en primeros molares permanentes

Resultados:

* No se encuentran diferencias significativas entre el grupo SDF y el grupo control en el grupo con cepillado pero sí en el grupo sin cepillado
* El grupo sellador presenta menos incremento de nuevas lesiones que los otros 2 grupos

Mi amiga Bella Monse et al. (2012), en Filipinas, lo que hace es seleccionar 2 grupos: un grupo de niños que no se cepillan y un grupo de niños que se cepillan razonablemente 2 veces al día con pasta fluorada. Pues bien, la conclusión más importante es que en los niños con una buena técnica de cepillado (con pasta fluorada), la aplicación del fluoruro diamínico de plata no aportó ningún beneficio. Por el contrario, en los niños que no se cepillaban habitualmente, la aplicación del fluoruro diamínico de plata produjo un incremento de caries menor que en los grupos controles.

Prof. Dr. Juan Carlos Llodra

Otro estudio que no está publicado es una Tesis Doctoral que dirigimos desde la Universidad de Granada pero cuya investigación se realizó en la Universidad de Baja California, en Tijuana, realizada por la doctora María Eleuteria Torres Arellano. María Torres Arellano es una mujer de 60 años, odontopediatra con una formación espectacular, que no era doctora porque en Méjico el doctorado era bastante infrecuente pero que era directora del máster de odontopediatría en la Universidad de Baja California, y que traía a su máster a David Manton de Sidney, Australia, o a Yepes de EE.UU. o a los mejores odontopediatras del mundo como María Teresa Flores de Valparaíso, Chile, un referente mundial de fracturas y traumatismos dentarios. Y me dijo que le encantaría trabajar sobre el fluoruro diamínico de plata y planeamos la investigación. Además, ella tenía mucha experiencia clínica en el manejo del índice ICDAS.

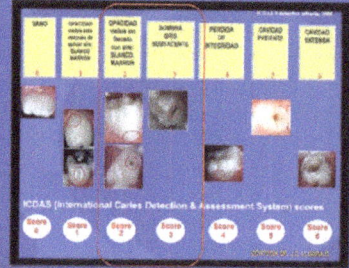

Por lo tanto, utilizamos el índice ICDAS, que es extremadamente sensible, pero que no es fácil aunque para María Torres sí lo era porque tenía muchísima experiencia con el mismo. En definitiva, la investigación de María Torres aplicando fluoruro diamínico de plata en dentición temporal y en dentición permanente terminó con unos muy buenos resultados como podéis ver.

Detención de caries

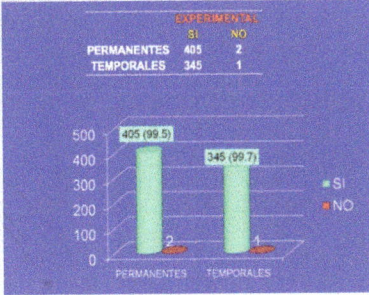

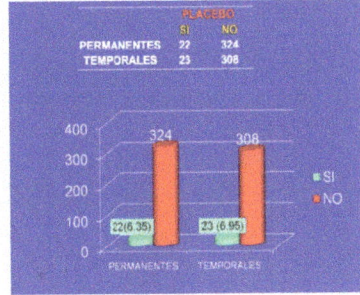

DENTICION	GR EXPERIM	GR. PLACEBO	F.P
PERMANENTE	99.5%	6.35%	93.6%
TEMPORAL	99.7%	6.95%	93.03%

Un 99% de dientes permanentes fueron detenidos, o sea, no avanzó el grado del ICDAS en el grupo experimental, mientras que en el grupo control no llegó al 7% los dientes permanentes sin avance de caries de un estadio a otro del ICDAS. O sea, una diferencia enorme lo cual es lógico teniendo en cuenta la capacidad bacteriostática del SDF.

EL PRESENTE: la confirmación de las hipótesis sobre SDF

Resultados en población adulta (Caries radicular)

% de lesiones detenidas

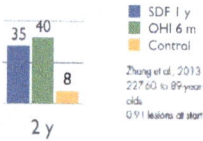

35 40

8

- SDF 1 y
- OHI 6 m
- Control

Zhang et al, 2013
227 60 to 89-year
olds
0.91 lesions at start

2 y

% Fracción Preventiva

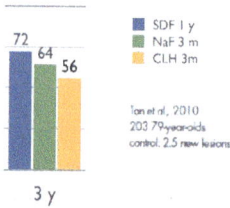

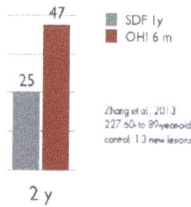

72 64 56

- SDF 1 y
- NaF 3 m
- CLH 3m

Tan et al, 2010
203 79-year-olds
control 2.5 new lesions

3 y

47

25

- SDF 1 y
- OHI 6 m

Zhang et al, 2013
227 60 to 89-year-olds
control 1.3 new lesions

2 y

Dos palabras de los estudios realizados en caries del adulto, caries radiculares: muy pocos estudios, muy pocos (solamente estos tres), y con buenos resultados, aunque falta muchísimo todavía para poder asegurar, con un cierto nivel de evidencia, que la utilización de fluoruro diamínico de plata es efectivo en el control de las caries radiculares.

Prof. Dr. Juan Carlos Llodra

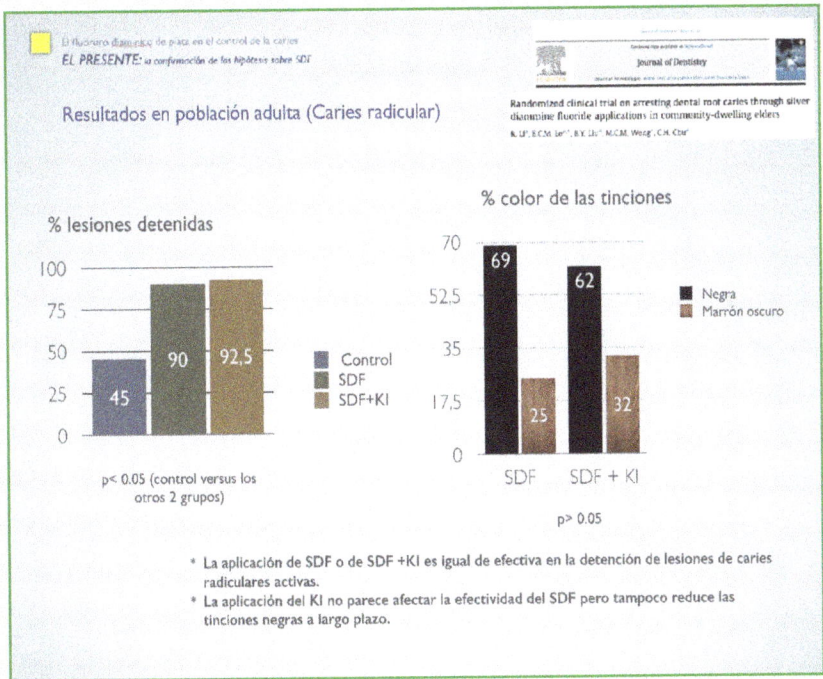

El fluoruro diamínico de plata en el control de la caries
EL PRESENTE: la confirmación de las hipótesis sobre SDF

Journal of Dentistry

Resultados en población adulta (Caries radicular)

Randomized clinical trial in arresting dental root caries through silver diammine fluoride applications in community-dwelling elders

% lesiones detenidas

Control
SDF
SDF+KI

p< 0.05 (control versus los otros 2 grupos)

% color de las tinciones

69
62
25
32

Negra
Marrón oscuro

SDF   SDF + KI

p> 0.05

* La aplicación de SDF o de SDF +KI es igual de efectiva en la detención de lesiones de caries radiculares activas.
* La aplicación del KI no parece afectar la efectividad del SDF pero tampoco reduce las tinciones negras a largo plazo.

Y no me he metido en el mundo de la sensibilidad dentinaria porque en media hora no me daba tiempo, aunque sí hay mucha evidencia, pero yo sólo me he limitado a la progresión de la caries radicular. También hay estudios que comparan el fluoruro diamínico de plata con el fluoruro diamínico de plata asociado a yoduro potásico (*Riva Star®*). Como conclusión, no hay diferencia en la efectividad de uno frente al otro. Sin embargo, parecería que la asociación del fluoruro diamínico de plata con el yoduro potásico mejora/disminuye ligeramente el grado de las tinciones dentarias que produce el fluoruro de plata (aún por demostrar).

Journal of Dentistry
journal homepage: www.intl.elsevierhealth.com/journals/jden

2 Resultados en dentición permanente

Cost-effectiveness of root caries preventive treatments
Falk Schwendicke, Gerd Gostemeyer

√ En caries radiculares

Agente	N° estudios	% reducción
Barniz CLH cada 1-3 meses	4 RCT	41-57% (vs placebo)
Barniz Na F 22,500 ppm / cada 3 meses	2 RCT	56-64% (vs agente no activo)
Pasta Na F 1,100 ppm diaria	1 RCT	67% vs agente no activo
Solución SDF 38% anual	1 RCT	72% vs instrucción higiene oral
Colutorio NaF 225 ppm diario	1 RCT	36% versus barniz flúor
Gel SnF 960 ppm cada 3 meses	1 RCT	35% versus barniz flúor

Australian Dental Journal
Australian Dental Journal 2012; 57: 308-311

Clinical evaluation of diamine silver fluoride/potassium iodide as a dentine desensitizing agent. A pilot study
GC Craig,* CM Knight,† JM McIntyre‡

2 Resultados en dentición permanente

√ En sensibilidad dentinaria

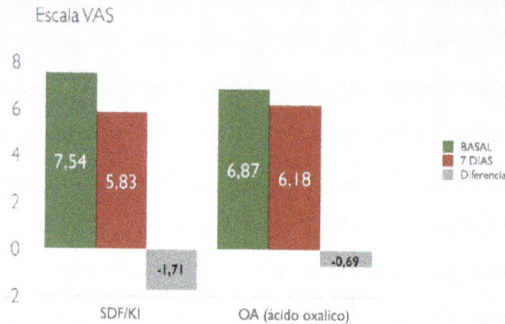

Escala VAS

Prof. Dr. Juan Carlos Llodra

Un brevísimo estudio, porque no hay mucho más, sobre sensibilidad dentinaria y fluoruro diamínico de plata/yoduro potásico comparándolo con el ácido oxálico y vemos que los resultados están a favor del fluoruro diamínico de plata, utilizando la escala visual analógica. O sea, reduce o reduciría la sensibilidad dentinaria. Pero, repito, queda mucho por investigar en el mundo de la sensibilidad dentinaria y de la caries radicular.

Para ir finalizando, en cuanto al futuro, ya sabemos que desde un visto de vista de NNT (número necesario para tratar), el fluoruro diamínico de plata es mucho mejor en la dentición temporal que en la dentición permanente (o sea va mucho mejor en dentición temporal que en dentición permanente) y eso puede ser porque sea realmente así o porque hay muchos más estudios en dentición temporal y conforme vayan apareciendo más estudios en dentición permanente pues podamos llegar a decir que también funciona muy bien en dentición permanente, pero hoy por hoy los datos son estos que les he expuesto.

En relación con la seguridad, siempre se ha dudado de 3 potenciales riesgos:

1. Un riesgo de producir pulpitis, aunque con los datos disponibles no se puede afirmar que sea un riesgo potencial.

2. Que produce tinciones dentarias, y no se pude negar que casi en el 100% produce tinciones dentarias.

3. La posibilidad de provocar una ligera irritación mucosa, que es pasajera, y que es debida fundamentalmente al aspecto alcalino del producto cuando se aplica (pH=9,8) y lógicamente es cáustico, pero la lesión desaparece a las 24-48 horas. Pero obviamente hay que prevenirla aplicando el producto con mucho cuidado y no rozando la mucosa.

El fluoruro diamínico de plata en el control de la caries

EL FUTURO: las líneas de investigación futuras

* Concentración: la mayoría de los estudios se han realizado con una concentración del 38% y del 12%. No existen suficientes estudios para dilucidar qué concentración es la óptima. (Peng, SDF Review, J Dent 2014).

* Nº aplicaciones: los estudios que se han realizado han utilizado una aplicación única, una aplicación anual o una aplicación semestral. Se requieren más estudios para determinar qué pauta de aplicación es la de mayor efectividad clínica.(Elevate Oral Care, 2016, SDF 38%, Scientific Literature Review, March 2016) pero queda claro que una aplicación única no parece tener efectividad.

* Excavación de la lesión previa a la aplicación del SDF: en algunos estudios se realiza una excavación previa a la aplicación del SDF mientras en otros se aplica directamente sin remoción. Son necesarios más estudios que avalen la necesidad o no de este procedimiento.

Chu CH, Lo ECM, Lin HC. Journal of Dental Research 2002;81:767–70.

Llodra JC, Rodríguez A, Ferrer B, Menardia V, Ramos T, Morato M. Journal of Dental Research 2005;84:721-4

* Interferencia con la adhesión: en algunos estudios se muestra una disminución de la adhesión para determinados productos (Panavia y Super Bond) pero no así para otros adhesivos. Se requieren más estudios al respecto.

Soeno K, Taira Y, Matsumura H, Atsuta M. E Journal of Oral Rehabilitation 2001;28:1122–8

Knight GM, McIntyre JM, Mulyani. Australian Dental Journal 2006;51:42–5.

En relación a la concentración del producto, la mayoría de los estudios han sido realizados con concentraciones al 38% o al 12%. No hay evidencia de cuál es mejor. No hay evidencia, porque no hay suficientes estudios, de cuál es el número de aplicaciones ideal y no hay tampoco evidencia de si es mejor remover o no remover la dentina cariada antes de aplicar el producto. Finalmente, no hay tampoco evidencia de que el fluoruro diamínico de plata interfiera con los adhesivos modernos. Sí sabemos que interfería con el *Panavia®*, el *Super Bond®* y adhesivos de generaciones antiguas pero no con los nuevos.

El fluoruro diamínico de plata en el control de la caries

EL FUTURO: las líneas de investigación futuras

International Journal of Molecular Sciences — MDPI

Article

Effect of Silver Diamine Fluoride and Potassium Iodide Treatment on Secondary Caries Prevention and Tooth Discolouration in Cervical Glass Ionomer Cement Restoration

Irene Shuping Zhao [1], May Lei Mei [2], Michael F Burrow [3], Edward Chin-Man Lo [1] and Chun-Hung Chu [1,*]

Int. J. Mol. Sci. **2017**, 18, 340; doi:10.3390/ijms18020340

* Asociación de Potasio Yodado al SDF: no existe ninguna evidencia actual sobre los potenciales beneficios de esta asociación (incluso la reducción de tinciones está en discusión)

Restauraciones cervicales en premolares con cemento de vidrio ionómero:

Grupo 1: Aplicación SDF 38%
Grupo 2: Aplicación SDF 38% + KI
Grupo 3: Control, restauración con GI directamente

• El SDF+KI reduce más la formación de caries secundarias que el grupo control pero **NO** es tan efectivo como el SDF solo.

• En el grupo SDF+KI si bien se aprecian tinciones alrededor de la restauración, estas son de **menor** intensidad que las que aparecen en el grupo SDF solo.

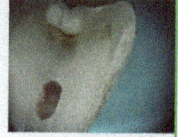

Recomendaciones clínicas en base a la evidencia científica

1. En base a la evidencia disponible, parece razonable recomendar 2 aplicaciones anuales, sin necesidad de excavación previa, aplicándolo exclusivamente en las lesiones de caries, y mantener el tratamiento al menos durante los 2-3 primeros años.

2. En todo paciente con caries activa se recomienda sustituir el barniz de Flúor por el SDF en las lesiones activas.

3. En pacientes **sin** acceso a selladores **y revisiones periódicas,** el SDF es el agente de elección para la prevención de caries en molares permanentes, particularmente en los molares de riesgo con fisuras profundas .

4. Se necesitan estudios a más largo plazo para determinar si la detención de caries y la prevención de la misma se mantiene más allá de los 2-3 años disminuyendo la frecuencia de aplicación semestral.

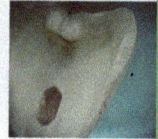

Seguridad del SDF en base a la evidencia científica

1. Una gota (25 µL) de solución de SDF es suficiente para tratar 5 dientes y contiene 9.5 mg de fluoruro diamino de plata. Por lo tanto se recomienda no sobrepasar 1 gota por cada 10kg/peso en cada visita de tratamiento y espaciarlas al menos 1 semana.

2. El Departamento de Salud Australiano ha realizado un estudio en el que no halla ninguna evidencia de fluorosis dental a largo plazo con el uso adecuado del SDF.

3. La alergia a la plata es una contraindicación. El KI está contraindicado en embarazadas y durante los 6 primeros meses de lactancia debido al riesgo de sobrecarga del tiroides debido al yodo.

4. Con la utilización de los adhesivos actuales, el SDF no interfiere en la adhesión del composite. En un estudio se demuestra que el simple lavado tras la aplicación del SDF evitó una disminución del 50% en la fuerza de unión con cemento de vidrio ionómero.

Video de presentación: Fluoruro diamínico de plata presentado por la Prof.ᵃ Dra. Elena Martínez Sanz

http://amazingbooks.es/jornadasespo2017-dra-elena-martinez-riva-star

CAPÍTULO 4

EVIDENCIA CLÍNICA DE LA TECNOLOGÍA DE LA ARGININA COMBINADA CARBONATO CÁLCICO EN LA PREVENCIÓN Y TRATAMIENTO DE LA CARIES

Prof.ª Dra. Carmen Llena Puy

Video de presentación de capítulo por la Prof.ª Dra. Carmen Llena Puy.

http://amazingbooks.es/jornadasespo2017-dra-carmen-llena

CAPÍTULO 4

EVIDENCIA CLÍNICA DE LA TECNOLOGÍA DE LA ARGININA COMBINADA CARBONATO CÁLCICO EN LA PREVENCIÓN Y TRATAMIENTO DE LA CARIES

Desde un punto de vista epidemiológico, la caries sigue siendo una enfermedad altamente prevalente. En los datos del estudio epidemiológico nacional del año 2015 se observa que prácticamente el 100% de los adultos tienen o han tenido experiencia de caries. Pero, además, afecta también a las personas de manera muy temprana: en torno al 32% de los niños de 5 a 6 años tienen caries. Por tanto, es una enfermedad que sigue siendo altamente prevalente y, si bien su severidad ha disminuido y se acumula sobretodo en grupos concretos de población, sigue siendo una enfermedad altamente prevalente. Se han escrito ríos de tinta y toneladas de papel sobre caries pero seguimos teniendo muchas caries, esa es la verdad.

Etiológicamente, sabemos que es una enfermedad multifactorial en la que coexisten los mismos factores en personas que padecen la enfermedad y en personas que no la padecen y que es el equilibrio entre los factores favorecedores y los factores protectores de la enfermedad lo que va a dar lugar a que esta se manifieste clínicamente o no. Este desequilibrio hacia el predominio de los factores patológicos, va a dar lugar a que aparezca la enfermedad.

No hablaremos de todos los factores patológicos, pero sí sabemos que patogénicamente es una enfermedad mediada por biopelículas. Las biopelículas son estructuras muy complejas microbiológicamente y que en función del resultado metabólico de los diferentes procesos que ocurren en ellas se van a producir condiciones que darán lugar a que aparezca, progrese o se detenga la lesión.

Lesiones como las que se muestran en la figura 1a, que, clínicamente, en estos estadios pueden ser muy difícilmente detectables y, según donde se localicen, prácticamente imposible. Vista en una microtomografía, muestra el aspecto que se ve en la figura 1b, grandes desestructuraciones y grandes pérdidas de componente mineral. Estas lesiones son tratables y son reversibles si se actúa con diferentes procedimientos que en el ámbito preventivo y terapéutico son prácticamente los mismos.

Conocemos la acción de los fluoruros en sus diferentes formas de presentación. Se nos ha hablado ahora brillantemente por parte del Dr. Llodra de una forma de fluoruro que ha sido muy utilizada aunque en nuestro entorno no tiene en este momento un gran impacto, pero que puede tenerlo. También conocemos otras moléculas, compuestos a base de calcio y fosfato, que pueden ayudarnos a revertir estas lesiones y, por último, un tercer grupo de medidas que serían aquellas encaminadas a modificar las características del biofilm o biopelícula, de las que se hablará en ésta ponencia.

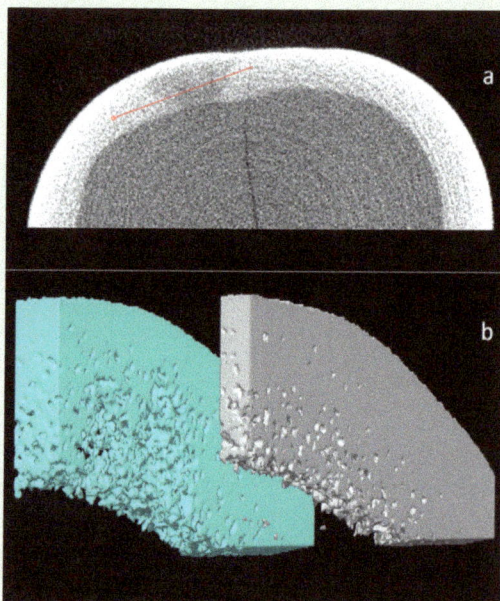

FIGURA 1

Una de las estrategias disponibles para actuar frente a la desmineralización del esmalte, como resultado final de la acción de los ácidos procedentes del metabolismo bacteriano, es modificar el *biofilm* supragingival de forma que la resultante final del metabolismo bacteriano tenga un carácter menos ácido. Estas condiciones a su vez modificarán el ecosistema microbiano del *biofilm* hacia la presencia de microorganismos menos productores de ácidos y menos ácido tolerantes.

La línea de pensamiento hasta los años 60 era que la presencia de microorganismos capaces de producir ácidos era el causante principal de la caries dental. Sin embargo, a principios de los años 80, surgió una nueva línea de investigación. Uno de los puntos principales en el campo de la investigación en las últimas décadas ha sido evaluar cómo esta flora puede crecer y/o cambiar sus características cualitativas para desencadenar las enfermedades dentales.

Se conoce que la generación de álcalis, principalmente a partir de la arginina y de la urea, jugarían un papel muy importante en la homeostasis del pH, concluyendo que una deficiente formación en sustancias de carácter básico puede ser tan importante para el desarrollo y progresión de la lesión de caries como un exceso de ácidos. Las dos rutas mejor conocidas para alcalinizar el *biofilm*, mediante

Profa. Dra. Carmen Llena Puy

la formación de amoniaco, son la ruta de la *arginolisis*, a través del sistema arginina *deiminasa* (ADS) y la de la *ureolisis*, mediante la enzima ureasa (figura 2).

¿Cómo llega la urea a la biopelícula? Pues la fundamental vía de llegada de la urea al medio bucal es a través del fluido crevicular y va a ser la enzima ureasa la que va dar lugar a que esa urea se transforme en amoniaco y CO_2. Hay una serie de microorganismos entre los que hay que destacar a *S salivarius*, que son capaces de producir esta enzima. Hasta tal punto de que aun en presencia de cantidades importantes de urea, si no se dispone de actividad ureasa, no va a poder producirse el resultado final de formación de amoniaco. Y esa ureasa fundamentalmente procede de la actividad microbiológica (figura 3). Algunos estudios han demostrado que la concentración elevada de

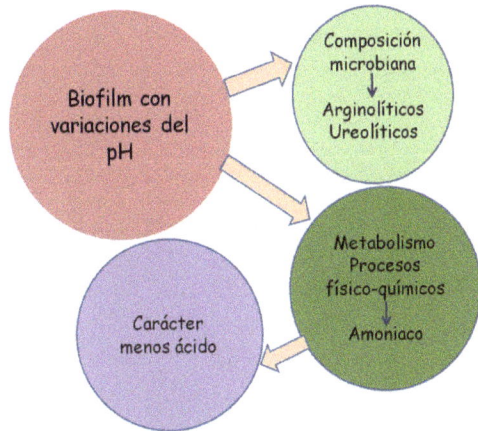

FIGURA 2

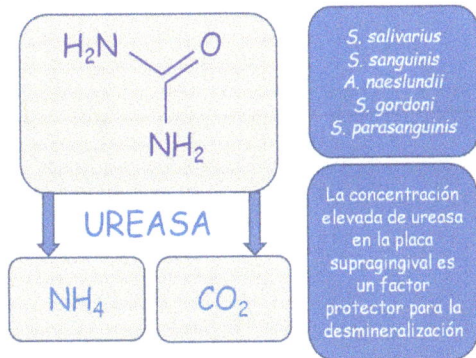

FIGURA 3

ureasa en placa es un factor protector frente a la desmineralización.

Respecto a la *arginina*, es un aminoácido que se halla en muy diferentes polipéptidos tanto de la saliva como de la placa y que a través de la enzima *arginina deiminasa (ADS)* es capaz de transformarla en *ornitina*, CO_2, amoniaco y ATP. También hay una serie de microorganismos que tienen esta actividad. *S sanguinis* quizás el más estudiado en este sentido (figura 4). Los estudios de Nascimento y colaboradores dicen que el *biofilm* de las superficies libres de caries en pacientes en estudios de caso-control mostraban gran actividad de esta enzima, a diferencia de las superficies con lesiones cariosas en los mismos dientes.

Los frutos secos son una importante fuente de arginina, debido a la cantidad de proteína que contienen, principalmente almendras y piñones, aunque también otros tipos de frutos secos como las nueces o las avellanas. Las semillas de muchas plantas como cereales, las legumbres y el chocolate. Los lácteos, las carnes y el pollo también tienen una importante cantidad de *arginina*. El ajo, la cebolla, el espárrago o las coles. También se encuentra en el pescado, y en el aceite de oliva. Y actualmente se dispone de pasta dentífrica con este aminoácido (figura 5).

Se van a revisar algunos estudios que han evaluado la actividad de la urea y de la *arginina* en cuanto a su actividad remineralizadora, como a la posibilidad de controlar la aparición de nuevas lesiones de caries.

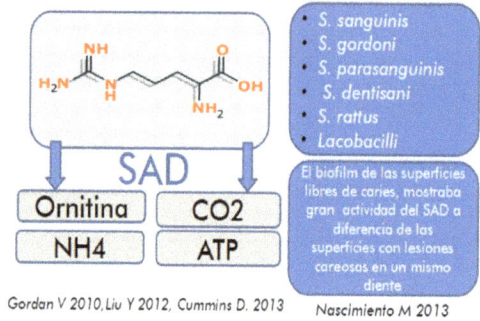

FIGURA 4

- S. sanguinis
- S. gordoni
- S. parasanguinis
- S. dentisani
- S. rattus
- Lacobacilli

El biofilm de las superficies libres de caries, mostraba gran actividad del SAD a diferencia de las superficies con lesiones careosas en un mismo diente

SAD

| Ornitina | CO2 |
| NH4 | ATP |

Gordan V 2010, Liu Y 2012, Cummins D. 2013   Nascimiento M 2013

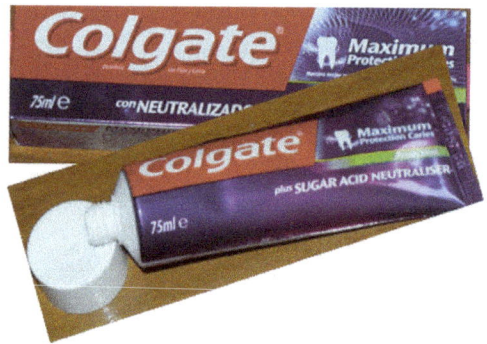

FIGURA 5

Las fuentes de urea y *arginina* serían el mayor factor protector endógeno para inhibir el desarrollo de las lesiones de caries, ya que, al producir cantidades importantes de amonio en el medio oral, favorecerían el mantenimiento de factores saludables, fundamentalmente implicados en la remineralización y en la modificación del componente cualitativo microbiano de la placa, de tal manera que un ambiente alcalino en el medio bucal favorecería el crecimiento de bacterias menos acidogénicas en detrimento de las bacterias más acidogénicas, que tendrían unas condiciones menos favorables para desarrollar sus procesos metabólicos.

Gordan, en 2010, se preguntó: ¿pueden las sustancias alcalinas ser consideradas factores que nos ayuden al control de la caries? Pues bien, en un estudio de casos controles demostró que, en sujetos libres de caries, se encontraban niveles más altos de la enzima *arginina deiminasa*, comparados con los sujetos con caries activas tanto en saliva como en placa. Asimismo, demostró que las personas libres de caries presentaban niveles de ureasa tres veces más altos que los que tenían caries activas en muestras de placa. Y, algo muy importante: halló una asociación positiva entre los niveles de *arginina* y *ureasa* en placa y los niveles de *S salivarius* y *S sanguinis* y negativa con *S mutans*. Lo que vendría a apoyar lo que se comentaba anteriormente, respecto a la posibilidad de mejorar las condiciones de supervivencia de los distintos tipos de microorganismos en función de las características del pH de la biopelícula.

Asimismo, se ha demostrado que en individuos sin lesiones de caries activas, se encontraban altas concentraciones de amoníaco en la biopelícula supragingival, que a pesar de la ingesta de carbohidratos fermentables el pH se mantenía en niveles altos gracias a la mayor cantidad de *bacterias ureolíticas*, y que la menor presencia de organismos productores de ureasa se relacionó con una menor capacidad para compensar la *acidificación glicolítica*, a pesar de la de proporcionar de forma externa cantidades de urea. Es decir, si no hay actividad ureasa de origen microbiano, el metabolismo de la urea no se puede realizar.

Se planteó una revisión de la bibliografía disponible en *Medline*, a través del motor de búsqueda *pubmed*, con estos tres términos de búsqueda combinados: "*arginina*, carbonato cálcico y caries", en el período de 2005 a 2016, hallándose 15 referencias de las cuales 8 eran ensayos clínicos, dos revisiones, y 5 estudios *in vitro*.

Se presentarán algunos de los resultados de estos ensayos clínicos que apoyan la evidencia de esta combinación, tanto en el control de la aparición de nuevas lesiones de caries, como en la remineralización de lesiones de caries existentes.

Vamos a comenzar con el estudio de Acevedo y cols, de 2005. Se compara, en niños de 11 a 12 años, la acción de una pasta dentífrica a base de un compuesto *arginina* y bicarbonato cálcico (*CaviStat*), frente a una pasta con 1100 ppm de flúor. Es un estudio realizado en Venezuela y con una muestra de 726 niños que tenían entre 3 y 6 caries en el examen inicial. A los dos años de seguimiento, había una diferencia estadísticamente significativa a favor de la pasta que contenía el compuesto este con arginina y carbonato cálcico frente a un dentífrico con flúor de 1.100 partes por millón frente a la aparición de nuevas caries y a la progresión de las existentes.

Otro estudio realizado con este mismo producto (*CaviStat*), pero en este caso aplicado con un chicle que se administraban dos veces al día después del cepillado. Es un estudio realizado por el mismo grupo de estudio en niños entre diez y medio y once años de edad, y se llegó a la conclusión de que la recomendación de masticar este chicle después del cepillado, producía una reducción significativa de nuevas lesiones de caries en el grupo que lo utilizaba frente al grupo que recibía un chicle igual pero sin el compuesto activo.

Los siguientes estudios que se van a presentar, asocian a la *arginina* 1,5% y el carbonato cálcico una concentración de flúor de 1.450 ppm, y el primero del que hablaremos es un estudio realizado en Tailandia, en el que, un grupo de estudio recibió una pasta a base de *arginina*, flúor y fosfato dicálcico, otro *arginina*, flúor y carbonato cálcico, y otro un grupo control de flúor de 1.450 partes por millón (Kraivaphan P, et al, 2013). Es un estudio con 6.000 participantes seguidos durante dos años. Resumiendo los resultados, se ve que los resultados a los 2 años muestran que el aumento de CAO-D en los dos grupos de estudio, fue en torno a +0.5 y en el grupo control +0.6. Tras el primer año, no se hallaron diferencias significativas en los valores del *cao-d* entre los grupos de estudio y el grupo control. La fracción preventiva a los dos años, en cuanto a número de dientes afectados en los dos grupos de estudio, fue en torno al 21%, mientras que la fracción prevenida en cuanto al número de superficies fue de 16.5%. A los dos años no se hallaron diferencias significativas entre los dos grupos de estudio, pero sí con el control en ambos grupos, tanto para dientes afectados como para superficies afectadas.

Otro estudio muy similar, con el mismo producto, realizado en China (Li X, et al, 2015), realizado con 5.000 niños de 6 a 12 años y una muestra prácticamente similar a la anterior y con tres grupos, igual que en el caso anterior, y cuyos resultados muestran situaciones muy parecidas.

En un programa escolar realizado en Tailandia (Peterson, et al, 2015), en preescolares de 4 a 6 años, seguidos durante dos años. En este estudio se tomó como como unidad de muestreo las escuelas, y tomaron 15 escuelas las cuales las dividieron en dos grupos, un grupo de siete escuelas eran el grupo de investigación, y otro grupo de ocho escuelas, el grupo control. Dentro de las escuelas experimentales, había unas a las que llamaban escuelas no colaboradoras o poco colaboradoras. Eso hacía referencia al porcentaje de niños que participaban en el programa en cada una de las escuelas. Analizaron los resultados de forma global, y también en función de que la escuela fuera más o menos colaboradora. Evaluaron los índices de caries, considerando lesiones incipientes y lesiones cavitadas y considerando solo lesiones cavitadas. Hallaron que, considerando todas las escuelas en su conjunto, se redujeron de forma significativa los índices de caries por diente y por superficie, en los niños que utilizaron el dentífrico que contenía *arginina* 1,5 % con carbonayo cálcico y 1.450 ppm de flúor, obteniéndose un porcentaje de reducción respecto al control también significativo. La relevancia de los datos estuvo también influenciada por el carácter colaborador o no colaborador de las escuelas participantes. Por tanto, cómo se implementa la intervención es un factor realmente muy importante a considerar.

Se van a presentar ahora otro grupo de estudios que hacen referencia a la capacidad de remineralizar lesiones de caries y de revertirlas. El primero es un estudio realizado en China, y en el que es comparó *arginina* 1,5%, con calcio y fosfato insoluble junto a 1.450 ppm de flúor, frente a una pasta dentífrica de 1.450 ppm de flúor y otra sin flúor. Los grupos de estudio estaban compuestos por 150 personas en cada uno de los grupos y finalmente se analizaron en torno a 140 a los seis meses. Los criterios de inclusión eran escolares de 9 a 13 años, que tuvieran al menos una lesión blanca en incisivos permanentes, y que se cepillaran dos veces al día con una de las pastas que se les asignó. La determinación del volumen de las lesiones se realizó mediante QLF. Esta técnica consiste en aprovechar la fluorescencia verde que da el esmalte, cuando es iluminado por una fuente de luz azul. De esa manera se puede ver la zona donde hay caries, que pierde esa fluorescencia, y relacionando el área de la lesión con la pérdida de fluorescencia, se puede calcular el volumen de la lesión. Se halló que, en el grupo con *arginina*, al menos se obtenía una reducción del 50.6 %, en un porcentaje muy alto de personas, mientras que en el grupo de no flúor, el porcentaje de remineralización de lesiones, era del 13,1 % y en el grupo de solo flúor del 34 %.

Otro estudio (Srisilapanan P, et al, 2010), evaluó la remineralización de lesiones en un programa escolar supervisado, con un cepillado en la escuela y dos aplicaciones en casa, de un grupo con 1.450 ppm de flúor, 1 % de *arginina* y carbonato cálcico, frente a un grupo con 1.450 ppm de flúor, hallándose resultados bastante similares. Se observó un porcentaje de volumen de reducción de las lesiones que no fue significativo a los tres meses, pero sí fue significativo al año.

También a nivel de caries radiculares (Souza ML, et al, 2013) se ha estudiado la capacidad de remineralización de una pasta con 1,5 % de *arginina*, carbonato cálcico y 1.450 ppm de flúor, frente a solo flúor. A los seis meses el porcentaje de lesiones que se habían remineralizado, que habían pasado de tener una consistencia cuerosa a una consistencia dura, era significativamente superior en el grupo de *arginina* frente al grupo control.

Por último, presentar la estrategia de actuación de una bacteria con capacidad ADS, *S dentisani*, que ha sido descrito en la Fundación para la Investigación en Salud Pública de la Generalitat Valenciana, por el grupo del doctor Alejandro Mira. Es una bacteria del grupo mitis, gran positiva, que tiene dos propiedades: una propiedad bactericida, gracias a la producción de bacteriocinas, de las cuales hoy se conocen cinco, y que además tiene también la capacidad de metabolizar la *arginina*. No sólo ha demostrado actividad bactericida frente a *S mutans*, sino también frente a otras bacterias, como por ejemplo, *E faecalis*, *prevotella* y otras. Actualmente la investigación se halla en la posibilidad de aplicarla en forma de un probiótico y para ello se están realizando los correspondientes ensayos clínicos. Se van a presentar solamente unos datos del primer ensayo clínico en el que se aplicó en forma de gel con cubetas individualizadas. La bacteria se colocó en un preparado liofilizado, donde puede conservarse activa al menos durante cuatro semanas. La concentración que se utilizó fueron 10^9 UFC, y este liofilizado se transformaba en gel añadiéndole agua destilada. Se hicieron dos grupos: uno en el que se aplicó solamente una dosis y un grupo en el que se aplicó durante 7 días. En ambos grupos, la mitad de la boca del paciente había recibido profilaxis y la otra mitad no. Se pudo observar que, tras tres semanas de haber realizado la última aplicación, se mantenían niveles altos de esta bacteria en la biopelícula supragingival de los pacientes tratados, independientemente de que fuera en mono o en multidosis, mientras que a las 5 semanas de haber finalizado el tratamiento, los niveles de bacterias volvían a ser similares a los de la situación inicial.

Como conclusiones, se puede decir que, la *arginina* combinada con carbonato cálcico y flúor, reduce el riesgo de aparición de nuevas lesiones de caries más que una pasta que sólo contenga flúor. Parece que es más eficiente en la remineralización que una pasta que solo contenta flúor. La posibilidad de modificar la composición del *biofilm* oral es una hipótesis plausible en la prevención y tratamiento de la caries dental.

CAPÍTULO 5

ACTUALIZACIÓN EN ODONTOLOGÍA
MÍNIMAMENTE INVASIVA

Prof.ª Dra. Laura Ceballos

CAPÍTULO 5

ACTUALIZACIÓN EN ODONTOLOGÍA MÍNIMAMENTE INVASIVA

Es muy frecuente encontrar en las redes sociales casos clínicos en los que se describe que se ha hecho un tratamiento mínimamente invasivo en lesiones oclusales o proximales que únicamente afectaban al esmalte. En dichas publicaciones se muestran cavidades de un tamaño mínimo, en las que se recurre a técnicas como la transferencia oclusal, ya que no son lesiones cavitadas, pero si los analizamos con detenimiento, ¿realmente estaba indicado realizar un tratamiento operatorio en esos casos? ¿Es eso Odontología Mínimamente Invasiva? Es cierto que son casos clínicos muy lucidos desde un punto de vista estético, pero, en ellos, el tratamiento correcto actualmente no es operatorio. Realizar Odontología Mínimamente Invasiva no consiste en realizar microcavidades en casos en los que no está indicado ese tratamiento operatorio.

En consecuencia, no podemos olvidar que cada vez que realizamos un tratamiento operatorio, comienza el "ciclo vital del molar". Todos los tratamientos restauradores fracasan antes o después, lo que lleva aparejado un aumento progresivo de su complejidad y además, la pérdida de tejido dental. De forma sucesiva y quizá exagerada, una restauración oclusal acabaría siendo una restauración OM u OD, a continuación, MOD, seguido de una corona y finalmente un implante, lo que equivaldría a la muerte de ese diente (Elderton, 2003). Por tanto, todo nuestro esfuerzo tiene que estar centrado en evitar que un diente entre en esa "espiral de la muerte" y modificar nuestra filosofía de tratamiento pasando del *"drill and fill"* al *"heal and seal"*.

Aunque es un concepto que todos aceptamos desde un punto de vista teórico, en la clínica diaria tendemos a ser mucho menos conservadores y a eliminar tejido dental que puede remineralizarse o simplemente está alterado en su color. Así que es fundamental que el concepto de Odontología de Mínima Intervención lo implantemos en nuestra toma de decisiones, cambiemos nuestra forma de pensar y asumamos los principios de la Odontología Preventiva, ya que, al fin y al cabo, ella y la Odontología Operatoria o Conservadora son las dos caras de la misma moneda. Todos nos vamos a ocupar de tratar la caries dental, y tenemos que hacerlo considerando, por un lado, la enfermedad cariosa, tratando al paciente enfermo de caries y, por otro, tratando las consecuencias de esa enfermedad, en concreto, las lesiones cariosas. Por tanto, el tratamiento ha de ser único, independientemente de que sea establecido desde la Odontología Preventiva o desde la Odontología Conservadora.

De acuerdo con el artículo publicado en 2012 por Featherstone y Doméjean, la práctica clínica de la Odontología de Mínima Intervención se debería basar en cuatro elementos clave:

1. Control de la enfermedad mediante la identificación y el manejo de los factores de riesgo.

2. Detección y remineralización de las lesiones incipientes.

3. Intervención quirúrgica mínimamente invasiva, en caso de que sea necesaria.

4. Reparación de las restauraciones deficientes, en vez de reemplazarlas.

Quisiera llamar la atención sobre la necesidad de informar a los odontólogos en qué casos está indicado reemplazar las restauraciones, ya que los criterios cada vez son más estrictos y aún tenemos una mentalidad muy agresiva e intervencionista en este aspecto.

En cuanto a cómo controlamos o tratamos la enfermedad, una vez establecidos los factores de riesgo implicados, podríamos desde modificar la dieta hasta mejorar la remoción del *biofilm*, utilizar otras alternativas, como ha descrito la doctora Llena en su ponencia, favorecer la producción de saliva, o podríamos, por supuesto, incluir técnicas que favorezcan la remineralización. Es en este campo en el que las empresas se han focalizado últimamente y han ampliado el abanico de productos a nuestra disposición, entre los que se encuentra el flúor a alta concentración, las pastas o barnices que incorporan *fosfato tricálcico* (TCP) o cremas con fosfato de calcio *amorfo-fosfopéptido* de la caseína combinado o no con fluoruro sódico.

Las lesiones cariosas habrán de ser detectadas lo antes posible y el objetivo será establecer un diagnóstico para seleccionar el mejor tratamiento para cada paciente y cada lesión. Los tratamientos o medidas preventivas no han de ser universales. La indicación de colocar un sellador de fosas y fisuras, por ejemplo, va a depender, sin duda, de las características clínicas de la lesión, pero también del riesgo de caries del paciente. En consecuencia, hoy en día, nuestro tratamiento tiene que ser a medida.

¿Y qué alternativas de tratamiento tenemos? El tratamiento puede ir desde la remineralización, la aplicación de selladores, técnicas como la infiltración de resinas

Profa. Dra. Laura Ceballos

de baja viscosidad y, en caso de que sea necesario, hacer un tratamiento operatorio. En este último caso, me gustaría explicar más adelante cómo se considera actualmente que tenemos que tratar el tejido dentinario cariado.

Los procedimientos de remineralización van a ser especialmente eficaces en las caries de superficies lisas libres. Además, estas lesiones son las más fáciles de detectar, ya que lo realizamos visualmente y confirmamos si está cavitada o no y si la lesión es activa o está detenida.

En lo que se refiere a los selladores de fosas y fisuras, es en las lesiones oclusales donde van a tener su mejor aplicación. Y, a pesar de que han surgido distintos métodos para la detección de dichas lesiones, el mejor sigue siendo el visual-táctil. Sin embargo, deberíamos prestar atención a la información que obtenemos de las radiografías de aleta de mordida y fijarnos en si esa lesión cariosa está progresando por debajo de la unión amelodentinaria y, en caso de que haya afectación dentinaria, su profundidad, puesto que puede determinar una decisión operatoria. Ya que las radiografías de aleta de mordida son imprescindibles para realizar el diagnóstico de las lesiones cariosas proximales, deberíamos observar no sólo esas superficies sino aprovechar toda la información que nos aportan. En cuanto a otros métodos para detectar lesiones cariosas, como son la transiluminación por fibra óptica (FOTI), la fluorescencia cuantitativa inducida por luz (QLF) o la fluorescencia inducida por láser, parece ser que muestran una precisión similar entre ellos y no superior a la de la inspección visual, por lo que ésta sería suficiente para detectar y valorar la profundidad de las lesiones, siendo estos métodos útiles para monitorizar las lesiones cariosas (Gómez et al., 2012; Giménez et al., 2013).

En consonancia con lo anteriormente expuesto, el sistema aceptado actualmente para detectar y evaluar las lesiones cariosas, *International Caries Detection and Assesment System* (ICDAS II) se basa en el aspecto de estas lesiones y su cavitación para determinar así su gravedad (Figura 1), es decir, criterios visuales.

En el sistema ICDAS, las caries que afectan al esmalte se consideran caries iniciales y la diferencia estaría en si la alteración óptica que presenta el esmalte se observa únicamente cuando está deshidratado (ICDAS 1) o incluso cuando está hidratado (ICDAS 2). En caso de que haya una rotura localizada del esmalte sería ICDAS 3 y, si no se aprecia una cavitación del esmalte, pero sí una sombra dentinaria, clasificamos la lesión como ICDAS 4. En ambos casos, serían ya lesiones de caries establecida. Por último, se consideran caries severas aquellas en que hay una cavidad evidente con exposición dentinaria (ICDAS 5) pasando a ser 6 si su extensión es considerable y presenta incluso afectación pulpar. Será también fundamental establecer la actividad de la lesión cariosa, puesto que de ello dependerá el tipo de tratamiento que indiquemos para cada lesión que puede ser simplemente monitorizar, aplicar un sellador o realizar un tratamiento operatorio.

De hecho, cuando realizamos la detección de las lesiones también debemos establecer el grado de actividad de esa lesión, así como el pronóstico de la misma, de acuerdo al riesgo de caries del paciente y, al integrar toda esa información, determinamos un diagnóstico y, por supuesto, el tratamiento que vamos a realizar. Y de forma concreta, en el caso de lesiones oclusales, ese diagnóstico es complejo, así como decidir si realizamos un tratamiento operatorio o no.

En las lesiones ICDAS 1 o 2, que son lesiones que únicamente afectan al esmalte, no hay indicación de hacer ningún tratamiento operatorio, ni siquiera ameloplastias, únicamente estaría indicado realizar selladores en caso de lesiones activas. En el lado opuesto, nos encontramos las lesiones ICDAS 5 y 6 en las que el tratamiento ha de ser siempre operatorio, puesto que son lesiones cavitadas que el paciente no va a poder higienizar y necesitamos restaurar el tejido dental perdido. Sin embargo, ¿qué tratamiento estaría indicado en las lesiones ICDAS 3 y 4?

En estos casos la cavitación no es evidente, así que debemos considerar si hay riesgo o no de que se fracture la superficie de acuerdo a la extensión de la lesión cariosa subyacente. Además, debemos valorar en la radiografía de aleta de mordida la profundidad de la lesión cariosa dentinaria, de tal forma que, en caso de que no exista una cavitación franca y, radiográficamente, únicamente esté afectada la dentina del tercio superficial y no haya riesgo de que se fracture la superficie oclusal, el tratamiento indicado será sellar la lesión cariosa. Por tanto, la clave estará en conseguir un adecuado sellado de la lesión para que se mantenga estable en el tiempo: "heal and seal".

Desgraciadamente, es bastante frecuente encontrarnos compañeros que ponen en duda la eficacia clínica de los selladores de fosas y fisuras en la prevención de caries oclusales, cuánto más que se utilicen como herramienta para tratar lesiones cariosas del esmalte establecidas, incluso con afectación de la dentina superficial. Por ello quisiera traer a colación un estudio clínico realizado por la Dra. Marguerita Fontana et al. (2014) en el que utilizaron selladores transparentes sobre lesiones oclusales ICDAS de 0 a 4 sin una cavitación franca y las revisaron a los 44 meses. En el trabajo determinaron que la efectividad de los selladores fue del 98%, siempre que se repararan cuando fuera necesario, y que ninguna lesión evolucionó a ICDAS 5 o superior y, radiográficamente, ningún diente mostró progresión de las lesiones hasta la mitad o más de la profundidad dentinaria.

Figura 1.
Criterios ICDAS II para la detección y valoración de caries oclusales y decisión de tratamiento de acuerdo a su grado, actividad y cavitación.

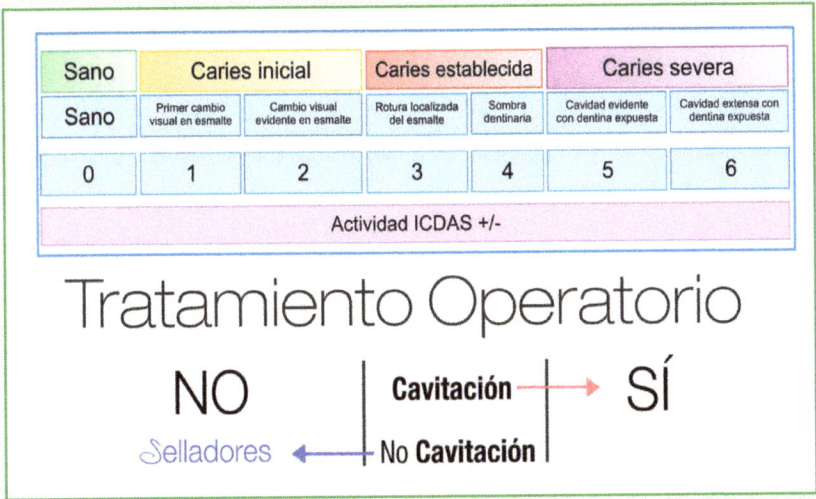

Sano	Caries inicial		Caries establecida		Caries severa	
Sano	Primer cambio visual en esmalte	Cambio visual evidente en esmalte	Rotura localizada del esmalte	Sombra dentinaria	Cavidad evidente con dentina expuesta	Cavidad extensa con dentina expuesta
0	1	2	3	4	5	6
Actividad ICDAS +/-						

Tratamiento Operatorio

NO | Cavitación ⟶ SÍ

Selladores ⟵ No **Cavitación**

Otra de las técnicas que tenemos actualmente disponibles es la infiltración con resinas de baja viscosidad, que está específicamente indicada para lesiones cariosas proximales, y que generan una gran controversia en cuanto a si debemos intervenir operatoriamente o no. En este caso, su diagnóstico no puede basarse de forma exclusiva en el método visual-táctil, sino que es imprescindible realizar radiografías de aletas de mordida, considerándose la combinación de ambos suficiente actualmente.

Los criterios de ICDAS van a ser los mismos, pero los complementaríamos con la información de las radiografías de aleta de mordida, tal y como se muestra en la siguiente figura (2).

Figura 2.
Criterios ICDAS II para la detección y valoración de caries
proximales, así como radiográficos.

Sano	Caries inicial		Caries establecida		Caries severa	
Sano	Primer cambio visual en esmalte	Cambio visual evidente en esmalte	Rotura localizada del esmalte	Sombra dentinaria	Cavidad evidente con dentina expuesta	Cavidad extensa con dentina expuesta
0	1	2	3	4	5	6
Actividad ICDAS +/-						

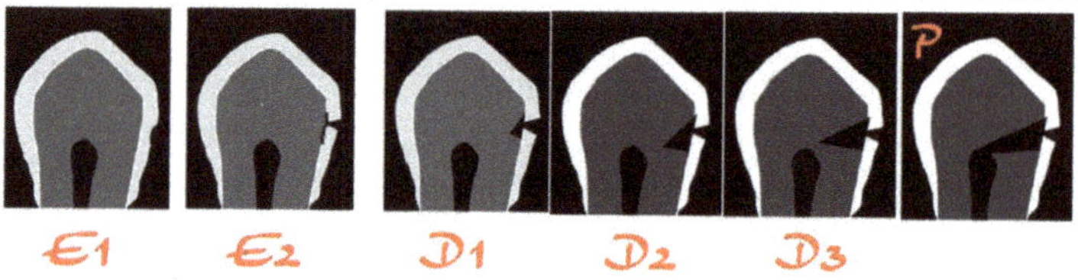

E1   E2   D1   D2   D3

Existe consenso en que las lesiones que radiográficamente afectan únicamente al esmalte, incluyendo o no la unión amelodentinaria, no deben tratarse de forma operatoria. El motivo es que en la radiografía se evidencia que ha habido un proceso de desmineralización importante en el esmalte, pero no se puede distinguir si la lesión está cavitada o no. Además, si hacemos uso de la literatura, únicamente el 20% de estas lesiones están cavitadas. Si hablamos de lesiones que ya afectan a la dentina superficial, lesiones D1, el realizar tratamiento operatorio o no es algo más controvertido. Pues hay estudios que indican que sólo el 40% de estas lesiones estarían cavitadas. Por el contrario, las lesiones que afectan al tercio medio o profundo de la dentina siempre están cavitadas y el tratamiento indicado es, por tanto, operatorio.

Entonces, las lesiones que afectan radiográficamente al esmalte, E1 o E2, no se tratarían operatoriamente y sí, por supuesto, las D2 y D3. ¿Pero qué hacemos con las D1? Pues las D1 serían las lesiones para las que se diseñó el tratamiento de infiltración con resinas de baja viscosidad, ya que el riesgo de tratarlas operatoriamente sin que haya cavitación es alto. Otra indicación sería en lesiones E2 con ligera afectación del límite amelodentinario en pacientes cuyo riesgo de caries es alto y no se considera indicado no actuar, pero realizar un tratamiento operatorio puede ser demasiado agresivo.

¿En qué se basa la técnica de infiltración con resinas de baja viscosidad? En una lesión de mancha blanca del esmalte, la zona subsuperficial presenta un aumento de la microporosidad que produce una alteración de su comportamiento óptico. Cuando aplicamos un sellador, colocamos una resina en la superficie del esmalte que bloquea el paso de ácidos y detendría, por tanto, la progresión de la lesión cariosa. Sin embargo, la técnica de infiltración lo que pretende es rellenar los microporos de esta región subsuperficial del esmalte con una resina de baja viscosidad que, al fotopolimerizar, va a ocupar los microporos que antes estaban ocupados por agua, saliva o aire. Eso produce un cambio de opacidad muy importante en el esmalte, lo que ha hecho que también se utilice esta técnica de infiltración con fines estéticos para el tratamiento de las lesiones de mancha blanca.

El producto actualmente comercializado para infiltrar las lesiones proximales es *ICON Proximal* (DMG) y se aplica a través de unas membranas de poliuretano que se ubican en la superficie interproximal y tienen una abertura hacia la lesión que vamos a tratar. Se aplica en primer lugar ácido clorhídrico al 15% durante dos minutos, se lava durante 30 segundos y se seca durante otros 10. A continuación, se aplica a través de otra membrana etanol durante 30 segundos y se seca otro tanto para conseguir una completa deshidratación de la lesión y facilitar la infiltración de la resina. Y, por último, se aplica la resina de infiltración durante tres minutos, se retiran los excesos con seda y se fotopolimeriza desde todas las superficies durante 40 segundos. Se vuelve a aplicar la resina de infiltración durante un minuto, se retiran los excesos de nuevo y se vuelve a fotopolimerizar.

Desgraciadamente, aún no hay mucha literatura sobre la efectividad clínica de esta técnica. En la bibliografía se incluyen dos estudios con un seguimiento a tres años en los que compararon la técnica de infiltración en lesiones cariosas E2 o D1 con la aplicación de un placebo o selladores de fosas; los resultados fueron mejores con la infiltración, reduciendo en un porcentaje mayor la progresión de estas lesiones. También se cita una revisión sistemática realizada por la doctora Sophie Doméjean en la que concluye que es una técnica prometedora, pero que, por supuesto, se precisan más estudios clínicos a largo plazo.

Y, para terminar, no puedo dejar de recomendar la lectura completa de los dos artículos, publicados en 2016, de consenso sobre el manejo de las lesiones cariosas: uno sobre la terminología que debe utilizarse y otro que recoge las recomendaciones sobre la remoción del tejido cariado.

De ellos destacaría que los criterios para la remoción de la caries ya no deben basarse en parámetros histológicos como son la distinción entre dentina infectada o afectada. De forma clásica, se consideraba que teníamos que eliminar la caries infectada y mantener la caries afectada, puesto que la infectada es la dentina totalmente desmineralizada, sin estructura, blanda, fácil de retirar, y por el contrario, mantener esa dentina que está desmineralizada pero no está afectada de forma irreversible. Sin embargo, actualmente se propone que la remoción de dentina se base en criterios clínicos táctiles de dureza de esa dentina. Los términos propuestos para una lesión cariosa dentinaria, desde la superficie hasta la pulpa, serían primero una dentina blanda, una dentina cuerosa, una dentina firme y por debajo una dentina dura.

La dentina blanda se considera aquella que se deforma cuando se presiona con un instrumento duro (cucharilla afilada) y puede retirarse fácilmente, requiriéndose poca fuerza. La dentina cuerosa no se deforma cuando se presiona con un instrumento, pero sí puede removerse con facilidad sin ejercer mucha presión. La dentina firme es físicamente resistente a la excavación manual y se necesita cierta presión a través del instrumento para removerla. Puede haber muy poca diferencia entre dentina cuerosa y firme, siendo la primera una transición desde la blanda a la firme. Por último, para retirar la dentina dura se requiere hacer palanca con un instrumento cortante afilado o utilizar una fresa y se caracteriza porque se puede oír un sonido de arañazo o rayado, el "grito dentinario", al desplazar una sonda de exploración sobre esta dentina.

Actualmente, cualquier tratamiento en el que en el suelo pulpar se llegue a dentina dura se considera sobretratamiento.

De acuerdo a estos artículos de consenso, en aquellos casos en los que la pulpa es sensible, es decir, el diente está vital sin una sintomatología compatible con una pulpitis irreversible y la lesión cariosa es profunda, la prioridad es preservar esa vitalidad pulpar. Por tanto, se recomienda dejar dentina blanda en el suelo pulpar para evitar la exposición de la pulpa, realizar una remoción selectiva hasta dentina blanda, siempre y cuando se llegue a dentina dura en la periferia de la lesión y se asegure un correcto sellado con nuestra restauración. De nuevo, la clave está en el sellado, la filosofía *heal and seal*. Si la lesión es superficial o moderada y no hay riesgo de exposición pulpar, la prioridad será la longevidad de las restauraciones, es decir, hacer una remoción selectiva, no hasta dentina blanda, sino hasta dentina cuerosa o dentina firme a nivel pulpar.

Y para concluir y como resumen, en estos trabajos también se indica, como anteriormente se ha comentado, que en las lesiones cariosas superficiales o moderadamente profundas en dientes permanentes, si las lesiones están cavitadas, se hace tratamiento operatorio con remoción selectiva hasta dentina firme o incluso selladores de fisuras si las lesiones no están cavitadas. En caso de que las lesiones sean profundas y haya riesgo de exposición pulpar, se debe realizar una remoción selectiva hasta dentina blanda o una remoción por pasos. La diferencia entre ambas técnicas, es que en la remoción por pasos en la primera sesión se deja

Profa. Dra. Laura Ceballos

dentina blanda y se realiza una obturación provisional de largo plazo y se vuelve a intervenir a los 6-12 meses para retirar esa dentina blanda hasta llegar a dentina firme y, a continuación, se realizaría la restauración definitiva.

BIBLIOGRAFÍA

- Elderton RJ. Preventive (Evidence-Based) approach to Quality General Dental Care. Med Princ Pract 2003; 12: 12-21.

- Doméjean S, Ducamp R, Léger S, Holmgren C. Resin infiltration of non-cavitated caries lesions: a systematic review. Med Princ Pract 2015;24:216-21.

- Featherstone JDB, Doméjean S. Minimal intervention dentistry: part 1. From "compulsive" restorative dentistry to rational therapeutic strategies. Br Dent J 2012; 213: 441-445.

- Fontana M, Platt JA, Eckert GJ, González-Cabezas C, Yoder K, Zero DT, Ando M, Soto-Rojas AE, Peters MC. Monitoring of sound and carious surfaces under sealants over 44 months. J Dent Res 2014; 93: 1070-1075.

- Gimenez T, Braga MM, Raggio DP, Deery C, Ricketts DN. Fluorescence-Based Methods for Detecting Caries Lesions: Systematic Review, Meta-Analysis and Sources of Heterogeneity. PLoS ONE 2013; 8: e60421.

- Innes Np, Frencken Je, Bjørndal I, Maltz M, Manton DJ, Ricketts d, Van landuyt K, Banerjee A, Campus G, Doméjean S, Fontana M, Leal S, Lo e, MaChiulskiene V, Schulte A, Splieth C, Zandona A, Schwendicke F. Managing carious lesions: consensus recommendations on terminology. Adv dent Res 2016;28:49-57.

- Martignon S, EkstrandKR, Gómez J, Lara JS, Cortes A. Infiltrating/sealing proximal caries lesions: a 3-year randomized clinical trial. J Dent Res 2012;91:288-92.

- Meyer-Lueckel H, Bitter K, Paris S. Randomized controlled clinical trial on proximal caries infiltration: three-year follow-up. Caries Res 2012;46:544-8.

- Schwendicke F, Frencken JE, Bjørndal L, Maltz M, Manton DJ, Ricketts D, Van landuyt K, Banerjee A, Campus G, Doméjean S, Fontana M, Leal S, Lo E, Machiulskiene V, Schulte A, Splieth C, Zandona AF, Innes Np. Managing carious lesions: Consensus recommendations on carious tissue removal. Adv Dent Res 2016;28:58-67.

CAPÍTULO 6

RESUMENES DE OTRAS PONENCIAS

Actualización de la evidencia científica acerca de adhesivos con propiedades bacteriostáticas o antibacterianas

Autora: Prof.ª Dra. Francesca Monticelli. Vicedecana y Coordinadora del Grado en Odontología de la Universidad de Zaragoza

Resumen elaborado por: Prof.ª Dra. Elena Martínez Sanz. Doctora en Odontología y Vocal de SESPO.

La caries dental es un problema de salud pública con importantes consecuencias para los pacientes. La restauración de las lesiones de caries suele hacerse de manera directa mediante la utilización de técnicas adhesivas y resinas compuestas. Para ello, resulta crucial el sistema adhesivo empleado, que debería garantizar el sellado de la interfase y, por lo tanto, garantizar la longevidad de la restauración en el tiempo y evitar la recidiva de caries. Independientemente de si se utiliza una técnica *total etch* o *self etch*, deberíamos procurar que el sustrato dental desmineralizado, especialmente dentinario, sea infiltrado en su totalidad de manera consecutiva o simultánea por los monómeros resinosos de los adhesivos, lo que permitiría obtener una capa híbrida duradera y estable en el tiempo. Sin embargo, numerosos estudios, tanto *in vitro* como *in vivo*, ponen de manifiesto que esto no es así y muchos fracasos ocurren en un plazo aproximado de 10 años, lo cual es mucho comparado con las antiguas restauraciones de amalgama de plata.

Según un estudio publicado en el año 2012 en la revista de la *American Dental Association*, aproximadamente el 50-70% de toda la odontología conservadora que se hace en EE.UU. tiene como objetivo reparar restauraciones que han fracasado. Y ante la pregunta de cuál es el punto débil de las restauraciones estéticas, esencialmente podemos decir que es la interfase adhesiva, dado que dicha interfase es susceptible de degradarse por diferentes mecanismos.

Así, la degradación de la interfase adhesiva se considera una de las mayores causas de caries secundarias y las caries secundarias, a su vez, son una de las mayores causas de fracaso de las restauraciones de resina compuesta. Por otro lado, en el desarrollo de las caries secundarias está implicado, en un porcentaje significativo, el *Streptococus mutans*. Numerosos estudios revelan que grandes cantidades de esas bacterias se pueden encontrar a nivel de las superficies de composite ya que éste, por sus características superficiales, permite la adhesión de las proteínas salivares y la posterior colonización por parte de los microorganismos. Pero la rugosidad superficial del composite no es la única razón por la cual podemos tener este tipo de problemas. Hay que tener en cuenta que a nivel de las interfases adhesivas hay un cúmulo de factores que las hacen especialmente débiles. Por eso, los estudios corroboran que el 80-90% de las caries secundarias se encuentran a nivel del margen gingival de cavidades de clase II y clase V. Una de las explicaciones a este fenómeno es que las preparaciones cavitarias en esas zonas conlleva la eliminación total o parcial del esmalte, siendo el mecanismo de adhesión exclusivamente dependiente del sustrato dentinario. Algunos trabajos, además, ponen de manifiesto la presencia de contaminación residual en las preparaciones cavitarias, especialmente en las preparaciones donde la dentina infectada no es completa. En cualquier caso, independientemente de que la contaminación que genere el fracaso de la restauración sea residual o sea secundaria, lo cierto es que si pudiéramos disponer de sistemas de restauración con poderes antibacterianos, esto podría reducir la contaminación residual o prevenir la contaminación secundaria para reducir la recidiva de caries. De hecho, existen muchos trabajos publicados en esa línea: materiales de restauración con propiedades antibacterianas para reducir los riesgos de recidiva de caries. Concretamente, recientemente ha sido publicada una revisión de la literatura con metaanálisis sobre este tema, aunque es muy difícil sacar conclusiones de conjunto por la inmensa variabilidad en los estudios analizados, en relación tanto con los materiales utilizados como con los protocolos de ejecución de las restauraciones. Otro de los aspectos en los que encontramos variabilidad es en la técnica de incorporación del agente antibacteriano al material en cuestión (sistema adhesivo o resina compuesta), así como la capacidad de liberación de dicho agente (durante la aplicación del producto o tras su polimerización, aunque lo ideal sería que se cumpliesen ambas funciones). En este sentido, muchos trabajos han puesto de manifiesto que algunos materiales tienen una acción antibacteriana pero muy limitada en el tiempo. Y, por otra parte, otros estudios han demostrado que algunas incorporaciones de agentes antibacterianos alteran de manera significativa las propiedades mecánicas y la fuerza de adhesión de las restauraciones. Entre los agentes más estudiados destacan el flúor, la clorhexidina, el cloruro de cetilpiridinio, los monómeros de amonio cuaternario y, sobre todo, los óxidos metálicos como nanopartículas de plata, óxido de zinc o cloruro de zinc, que parecen mostrar resultados prometedores.

En conclusión, sería deseable disponer de sistemas de restauración antibacterianos porque posiblemente puedan reducir el índice de fracasos. Sin embargo, es evidente que la actividad antibacteriana debería de ir acompañada de otras propiedades, de manera que todas en conjunto permitan limitar la degradación de la interfase adhesiva y de la capa híbrida. Por último, pese a los prometedores resultados que se pueden observar en estudios *in vitro*, resulta muy importante que en un futuro esos datos puedan ser corroborados en estudios clínicos.

Molar-Incisor Hypomineralisation (MIH) and Hypomineralised Second Primary Molar (HSPM), weak spots in the mixed dentition

Autora: Prof.ª Dra. Karin Weerheijm. Paediatric dentist. Mondzorgcentrum, Amsterdam, The Netherlands.

Resumen elaborado por: Prof.ª Dra. Yolanda Martínez Beneyto. Profesora Contratado Doctor del Grado en Odontología en la Universidad de Murcia, vocal de SESPO.

Se define MIH (Hipomineralización Incisivo Molar) como aquel cuadro clínico en el que se ve afectada la mineralización de uno a cuatro primeros molares permanentes, con asociación o no de los incisivos, con aparición de opacidades demarcadas que oscilan del blanco amarillento al amarillo-marrón, de extensión y severidad variable, con bordes delimitados que en ocasiones conducen a la desintegración progresiva del esmalte. En el año 2003 fue reconocida la entidad como MIH por la EAPD (*European Academy of Paediatric Dentistry*) y se establecieron los criterios de diagnóstico. La MIH no sigue un patrón definido, no hay diferencia de género, pero se ha observado una mayor frecuencia en molares superiores que inferiores, y puede llegar a afectar a segundos molares, premolares y caninos permanentes. Cuando se observa en segundos molares temporales, se denomina HSPM.

La prevalencia oscila desde un 3-40% según autores y países para MIH y de 4-20% para HSPM. En España se han publicado valores de un 24% (MIH) y 14% (HSPM) en la región de Valencia, España.

Para el diagnóstico se ha de realizar una exploración del total de los dientes en boca, pero para el diagnóstico se necesitará, al menos, una de las siguientes características clínicas en los primeros molares e incisivos permanentes y los segundos molares temporales: opacidades demarcadas, fractura posteruptiva del esmalte con bordes irregulares, restauraciones atípicas y extracciones debidas a MIH. Dentro de las opacidades demarcadas se pueden encontrar variaciones en color que van desde blanco, amarillo y finalmente marrón, más claras u oscuras, y lesiones brillantes o mates. Dependiendo del color y apariencia, podrá emplearse como un estimador de la calidad del área afectada en tiempo futuro. Las lesiones en cúspides de molares, porosas o color tiza, son un predictor de fracturas posteruptivas debido a las fuerzas de masticación y es más frecuente la aparición de caries dentales. La presencia única de opacidades en incisivos no es diagnóstico de MIH, se necesitan opacidades en incisivos y molares o en molares únicamente.

Es importante hacer un buen diagnóstico diferencial con patologías como la amelogénesis imperfecta o hipoplasias de esmalte, donde el esmalte no se ha formado, o con casos de fluorosis dental, donde las opacidades no son tan demarcadas sino más bien difusas.

Además, hay que destacar que la presencia de HSPM es un indicador de riesgo o predictor para MIH, pero esto no implica que en niños sin lesiones de HSPM en dentición temporal no pueda aparecer MIH en los dientes definitivos.

La sintomatología es muy diversa. Sobre todo presentan sensibilidad y dolor al cepillado o a cambios de temperatura, dependiendo del grado de lesión que se observe. Incluso opacidades leves pueden aumentar la sensibilidad del diente debido a la porosidad del esmalte. El cepillado dental debe ser muy cuidadoso, y hay que evitar siempre que el *biofilm* se deposite en esas zonas con esmalte fracturado porque la lesión de caries progresa rápidamente.

El tratamiento lo podemos diferenciar en tratamiento planificado a corto plazo y a largo plazo. Lo más importante es hacer un diagnóstico precoz de MIH y para ello hay que valorar la presencia previa de HSPM, enfermedades previas del niño, sensibilidad térmica frío/calor y los primeros signos clínicos de opacidad en incisivos, debiendo realizar revisiones cada tres meses como máximo durante el primer año de la erupción de los dientes permanentes. La planificación del tratamiento será a corto plazo, basada esencialmente en la prevención, cepillado con pasta fluorada dos veces al día, *Tooth Mousse*™ por las noches y barniz de flúor cada tres meses, así como sellado de las opacidades mediante ionómeros de vidrio, preferentemente. Cuando erupcione totalmente el molar afectado por MIH, se realizará una planificación del tratamiento a más largo plazo, donde se valorará la colocación de una gran restauración, coronas o extracciones de los primeros molares, en los casos más graves y siempre valoradas previamente por un ortodoncista.

Molar-Incisor Hypomineralisation (MIH) and Hypomineralised Second Primary Molar (HSPM), epidemiological researchs

Autora: Prof.ª Dra. Marlies Elfrink. Paediatric dentist. Mondzorgcentrum, Amsterdam, The Netherlands.

Resumen elaborado por: Prof.ª Dra. Elena Martínez Sanz. Doctora en Odontología y Vocal de SESPO.

Después de la intervención de la Profª Dra. Karin Weerheijm, la Dra. Marlies Elfrink continuó con hablando sobre la MIH (Hipomineralización Incisivo Molar) y la HSPM (Hipomineralización de los Segundos Molares Primarios). En este caso, la Dra. Elfrink profundizó en las investigaciones epidemiológicas llevadas a cabo para determinar la prevalencia o las causas etiológicas de este tipo de defectos cualitativos de desarrollo del esmalte.

Tal y como había expuesto previamente la Profª Dra. Karin Weerheijm, es importantísimo hacer un diagnóstico lo más temprano posible para poder abordar el mejor tratamiento en cada caso. En dentición temporal, es muy importante recomendar las visitas periódicas al odontopediatra a partir del primer año de vida del bebé. En caso de que los segundos molares temporales erupcionen con signos de HSPM, hay que recordar que esta presencia de HSPM es un indicador de riesgo para MIH en la futura dentición permanente (factor predictivo positivo). De hecho, en niños con HSPM se estima que la probabilidad de sufrir MIH es 10,3 veces superior a la media.

Los factores etiológicos son todavía desconocidos. Parece que puede tener una etiología multifactorial, donde varios factores sistémicos podrían actuar de un modo sumatorio, o incluso sinérgico, en un individuo con predisposición genética, en una etapa susceptible del desarrollo de los dientes específicos.

Entre los factores sugeridos, encontramos muchos y muy diversos, y podemos clasificarlos en prenatales, perinatales y postnatales. Algunos de ellos son:

1. Prenatales

- Enfermedades de la madre durante la gestación y tratamientos farmacológicos
- Estrés psicológico materno durante la gestación
- Exposición frecuente a exploraciones ultrasónicas durante el último trimestre
- Orden de nacimiento: 4º hermano o posterior

2. Perinatales

- Complicaciones neonatales
- Bajo peso al nacer
- Nacimiento por cesárea
- Parto prolongado
- Parto prematuro

3. Postnatales

- Lactancia materna prolongada más de 6 meses
- Infecciones y otras enfermedades infantiles
- Fiebre
- Medicamentos como antibióticos e inhaladores
- Exposición a sustancias tóxicas como compuestos clorados, compuestos plásticos o fungicidas

Se estima que la prevalencia global de este tipo de defectos está aumentado y varía mucho según las diferentes regiones. Además, se ha observado que puede existir una enorme variabilidad en la metodología empleada en los diferentes estudios, así como en el tamaño de las muestras utilizadas (Tablas 1 y 2).

Artículo	Prevalencia	N	Edad (años)	País	Observaciones
Elfrink et al. 2008	4,9%	386	5	Holanda	En clínica
Elfrink et al. 2009	21,8%	62	5	Holanda	Fotografías
Elfrink et al. 2013	9,0%	6690	6	Holanda	Fotografías
Ghanim et al. 2013	6,6%	809	7-9	Iraq	En el colegio
Kar et al. 2014	0,0%	308	3-5	India	Luz natural
Kühnisch et al. 2014	4,0%	693	10	Alemania	Laboratorio
Ng et al. 2014	2,9%	1083	7,7	Singapur	En el colegio
Mittal & Sharma 2015	5,6%	978	6-8	India	En el colegio
Mittal et al. 2016	4,5%	223	3-5	India	En el colegio
Wagner 2016	1,6%	377	3,3	Alemania	En clínica
Oyedele et al. 2016	5,8%	469	8-10	Nigeria	En el colegio
Negre-Barber et al. 2016	14,5%	414	8-9	España	En clínica

Tabla 1. Prevalencia de HSPM –se citan sólo algunos ejemplos–.

Artículo	Prevalencia	N	Edad (años)	País	Observaciones
Kuscu et al. 2008	14,9%	147	7-9	Turquía	Criterios EAPD
Wogelius et al. 2008	37,5%	647	6-8	Dinamarca	Criterios EAPD
Kuscu et al. 2009	9,1%	153	7-10	Turquía	Criterios EAPD
Soviero et al. 2009	40,2%	292	7-13	Brasil	Criterios EAPD
Zawaideh et al. 2011	17,6%	3241	8.4±0.7	Jordania	Criterios EAPD
Ghanim et al. 2011	21,5%	823	7-9	Iraq	Criterios EAPD
Parikh et al. 2012	9,2%	1366	8-12	India	Criterios EAPD
Martínez et al. 2012	17,85%	550	6-14	España	Criterios EAPD

Tabla 2. Prevalencia de MIH –se citan sólo algunos ejemplos–.

La MIH y la HSPM son ya un problema de salud pública oral por las repercusiones que conllevan, especialmente porque los dientes hipomineralizados pueden afectarse muy fácilmente por caries, pudiendo requerir de numerosos tratamientos de restauración a lo largo de la vida, e incluso acabar con la pérdida de los dientes en los casos más graves. Para poder estimar el verdadero alcance del problema es importante contar con estudios epidemiológicos que ofrezcan datos certeros sobre la prevalencia de este tipo de defectos. En ese sentido, uno de los retos más ambiciosos es conseguir que todos los investigadores utilicen una metodología validada y un sistema estandarizado para codificar los hallazgos clínicos. Para ello, Ghanim et al. (2015) han propuesto un método práctico para llevar a cabo estudios epidemiológicos sobre hipomineralizaciones de esmalte. Este artículo está disponible on-line utilizando el siguiente enlace: https://www.ncbi.nlm.nih.gov/pmc/articles/PMC4469791/pdf/40368_2015_Article_178.pdf

Para terminar, la Dra. Elfrink nos recomendó algunos consejos de cara al diseño de próximos estudios epidemiológicos sobre MIH o HSPM:

- Definir claramente la población de estudio
- Usar los criterios de la EAPD (*European Academy of Paediatric Dentistry*)
- Hacer pruebas de calibración entre los diferentes investigadores del estudio
- Valorar también otros dientes, no sólo incisivos y molares (MIH) o segundos molares temporales (HSPM)
- Utilizar un suficiente tamaño muestral (n): más de 300 participantes para estudios de prevalencia y al menos 1000 participantes para estudios etiológicos
- Diseños prospectivos y longitudinales
- Aprovechar los datos de las historias médicas
- Tener en cuenta los posibles sesgos
- Asesorarse de personas especializadas en este tipo de estadística

Bibliografía:

- Ghanim A, Silva MJ, Elfrink MEC, Lygidakis NA, Mariño RJ, Weerheijm KL, Manton DJ. 2017. *Molar incisor hypomineralisation (MIH) training manual for clinical field surveys and practice. Eur Arch Paediatr Dent.* 18(4): 225-242. doi: 10.1007/s40368-017-0293-9.

- Van der Tas JT, Elfrink ME, Vucic S, Heppe DH, Veerkamp JS, Jaddoe VW, Rivadeneira F, Hofman A, Moll HA, Wolvius EB. 2016. *Association between Bone Mass and Dental Hypomineralization. J Dent Res.* 95(4): 395-401. doi: 10.1177/0022034515625470.

- Ghanim A, Elfrink M, Weerheijm K, Mariño R, Manton D. 2015. *A practical method for use in epidemiological studies on enamel hypomineralisation. Eur Arch Paediatr Dent.* 16(3): 235-46. doi: 10.1007/s40368-015-0178-8. Disponible on-line: https://www.ncbi.nlm.nih.gov/pmc/articles/PMC4469791/pdf/40368_2015_Article_178.pdf

- Elfrink ME, Ghanim A, Manton DJ, Weerheijm KL. 2015. *Standardised studies on Molar Incisor Hypomineralisation (MIH) and Hypomineralised Second Primary Molars (HSPM): a need. Eur Arch Paediatr Dent.* 16(3): 247-55. doi: 10.1007/s40368-015-0179-7.

- Elfrink ME, ten Cate JM, Jaddoe VV, Hofman A, Moll HA, Veerkamp JS. 2012. *Deciduous molar hypomineralization and molar incisor hypomineralization. J Dent Res.* 91(6): 551-5. doi: 10.1177/0022034512440450.

- Gómez Santos G. Protocolos preventivos y terapéuticos de la hipomineralización incisivo-molar. Sociedad Española de Epidemiología y Salud Pública Oral, 2013. Disponible on-line en http://sespo.es/wp-content/uploads/2013/03/Protocolo-SESPO.-Hipomineralizacion-incisivo-molar.pdf

Desarrollo y validación de un nuevo protocolo de análisis del *biofilm* dental: patrones de evolución y eficacia de agentes antimicrobianos

Autora: Prof.ª Dra. Inmaculada Tomás. Profesora de Titular de "Odontología en Pacientes Medicamente Comprometidos" en la Universidad de Santiago de Compostela

Resumen elaborado por: Prof.ª Dra. Elena Martínez Sanz.
Doctora en Odontología y Vocal de SESPO.

Desde hace ya mucho tiempo se sabe que las bacterias se organizan en unas estructuras muy complejas denominadas *biofilms* o biopelículas. Además, estos *biofilms* se encuentran en todas partes en la naturaleza y son un mecanismo de defensa que las bacterias tienen para garantizar su desarrollo y supervivencia en los distintos hábitats. En la cavidad oral esto también es así y la flora oral se organiza en estructuras de *biofilms* en los diferentes ecosistemas, tanto en la placa supragingival, como en la placa subgingival, así como en la propia saliva. Y para el estudio del biofilm oral existen diferentes modelos *in vitro*, como por ejemplo las "bocas artificiales". En estas "bocas artificiales" hay una monitorización muy exhaustiva del crecimiento del *biofilm* bajo unas condiciones que intentan ser lo más similares posible a las complejas condiciones intraorales. Pero, aunque estos modelos *in vitro* han aportado un enorme avance del conocimiento sobre los *biofilms* orales, la comunidad científica apoya también que todos estos resultados sean verificados o ratificados con modelos *in situ*, en los que el *biofilm* se forma directamente en la cavidad oral, debido a la gran complejidad que supone. Al fin y al cabo, las bocas artificiales son capaces de crear *biofilms* orales pero con un número muy limitado de especies bacterianas, y eso es algo muy diferente a la situación clínica real. De ahí el gran apoyo de la comunidad científica a desarrollar los modelos *in vivo* o *in situ*. Y dentro de estos, podemos distinguir dos tipos:

- Modelos donde se permite el crecimiento del *biofilm* sobre las superficies dentarias naturales y luego los investigadores recogen muestras con un instrumento estéril (p. ej. una cureta) y lo analizan. Realmente, estos modelos son bastante criticados porque, a la hora de retirar la muestra, la estructura del *biofilm* queda alterada. En definitiva, este procedimiento supone una agresión a la delicadísima estructura del *biofilm* oral.

▪ Modelos *in situ* que aplican una metodología de no desestructuración del *biofilm* basándose en utilizar diferentes dispositivos intraorales que portan unos sustratos sobre los cuales crece el *biofilm* durante un determinado número de horas o días, y después se extrae y se analiza el *biofilm* de forma íntegra y, por lo tanto, se puede estudiar el parámetro de la estructura del mismo.

El equipo de investigación de la Prof.ª Dra. Tomás lleva varios años investigando sobre estos modelos de *biofilm in situ* aplicando una metodología de no desestructuración y han diseñado su propio sistema, con un dispositivo de dos férulas que permite crear una serie de compartimentos estancos donde son capaces de permanecer diferentes sustratos bañados continuamente por el flujo salivar. Estos dispositivos se denominan IDODS (del inglés: *Intraoral Device of Overlaid Diskholding Splints*). Además, los sustratos pueden ser de distinta naturaleza: discos de esmalte humano, discos de hidroxiapatita, discos de vidrio, discos de dentina o discos de titanio – cuando lo que se intenta es estudiar un *biofilm* similar al que existiría sobre la superficie de un implante de titanio –. Así, los resultados son analizados mediante imágenes de microscopía electrónica y de microscopía láser confocal, que permite el estudio de todo el grosor del *biofilm* sin alterar su estructura. Además, también han conseguido estudiar la viabilidad bacteriana utilizando una solución de fluorescencia dual para detectar la integridad de las membranas de las bacterias, identificando simultáneamente las vitales y las no vitales dentro de cada muestra.

De este modo, en sus diferentes trabajos han podido constatar que el *biofilm* crece lentamente y que en un *biofilm* de dos días de evolución hay un 70% de viabilidad bacteriana, donde la capa más profunda es la que menor viabilidad bacteriana tiene con respecto a las capas más superiores. A los 4 días, la viabilidad desciende de forma significativa en todas las capas, pero fundamentalmente en las capas más profundas. En relación con la extensión, a los dos días existe aproximadamente un 53% del sustrato ocupado, que se incrementa de forma significativa hasta llegar al 71% a los 4 días. Además, en cuanto a la estructura, a los dos días predominan las "estructuras en torre" o "con forma de champiñón" y posteriormente, en un *biofilm* de 4 días, aparecen canales, burbujas y oquedades en las capas más profundas, y donde las bacterias cocoides se van sustituyendo por otras de formas bacilares, incrementándose al mismo tiempo el grosor del *biofilm*.

Además, en sus últimos trabajos han utilizado el IDODS para realizar estudios de diversidad bacteriana con estudios más complejos donde los sujetos llevan el dispositivo a boca partida, con 3 tipos diferentes de sustratos al mismo tiempo, con una escrupulosa metodología para que el número de puntos de análisis sea similar en relación a todas las variables, analizando los resultados y utilizando diferentes protocolos de higiene oral.

Actualmente, utilizan tecnología digital del más alto nivel para evaluar la eficacia antiplaca de distintos agentes antimicrobianos mediante una metodología y un *software* de análisis de imagen de diseño propio. Los primeros experimentos que realizaron discriminaron exitosamente los cambios de cobertura del *biofilm* producidos a lo largo del tiempo y bajo la influencia de distintos factores externos, como la práctica del cepillado o de tartrectomía. La pretensión final de una de sus líneas de investigación es establecer un protocolo de análisis microscópico y macroscópico del *biofilm* oral que contribuya a esclarecer diferentes aspectos de interés sobre su evolución y determine, con mayor objetividad y precisión, la eficacia de diferentes agentes antimicrobianos.

Bibliografía:

- Quintas V, Prada-López I, Carreira MJ, Suárez-Quintanilla D, Balsa-Castro C, Tomás I. *In Situ Antibacterial Activity of Essential Oils with and without Alcohol on Oral Biofilm: A Randomized Clinical Trial.* Front Microbiol. 2017 Nov 23; 8: 2162. doi: 10.3389/fmicb.2017.02162

- Prada-López I, Quintas V, Vilaboa C, Suárez-Quintanilla D, Tomás I. *Devices for In situ Development of Non-disturbed Oral Biofilm. A Systematic Review.* Front Microbiol. 2016 Jul 19; 7: 1055. doi: 10.3389/fmicb.2016.01055.

- Prada-López I, Quintas V, Tomás I. *The intraoral device of overlaid disk-holding splints as a new in situ oral biofilm model.* J Clin Exp Dent. 2015 Feb 1; 7(1): e126-32. doi: 10.4317/jced.52093.

REMINOVA: EAER, Electrically Assisted Enhanced Remineralization

Autor: Dr. Jeff Wright. Chief Executive en REMINOVA Ltd.

Resumen elaborado por: Prof.ª Dra. Elena Martínez Sanz. Doctora en odontología y vocal de SESPO.

El Dr. Jeff Wright, jefe ejecutivo y cofundador de la empresa REMINOVA, presentó esta tecnología de vanguardia como el futuro de la odontología, que pretende restaurar las lesiones de caries sin necesidad de utilizar los métodos rotatorios tradiciones, tan temidos por los pacientes.

REMINOVA es una compañía fundada y gestionada por varios expertos en caries dental, entre ellos el profesor Nigel Pitts (del prestigioso Kings College de Londres) y el Dr. Chris Longbottom. Aunque es una *spin-out* del Kings College, su sede está en Perth (Escocia).

Es un hecho que el sueño de casi todos los pacientes que acuden a nuestras consultas de odontología es que para restaurar sus dientes no tengamos que usar la temida turbina. Para ello, REMINOVA ha creado un innovador método que utiliza corriente eléctrica para remineralizar el diente y reparar las lesiones de caries de forma indolora. Por ello, en REMINOVA han decidido inventar el método ideal para tratar la caries dental, con las siguientes características:

- Conservar todo el tejido sano sin perforar los dientes
- Reparar la lesión de caries en toda su profundidad
- CERO dolor: sin taladros ni inyecciones
- Mantener (o restaurar) la fuerza mecánica de la estructura del esmalte
- Igualar o mejorar la resistencia ácida del esmalte natural
- Conseguir tratamientos rápidos y eficientes para pacientes y dentistas
- Alcanzar tratamientos exitosos en términos funcionales y económicos
- Ser atractivo para los pacientes en términos médicos y estéticos

Brevemente, REMINOVA consiste en el tratamiento de las lesiones de caries a través de "remineralización acelerada y aumentada con electricidad" (del inglés: *Electrically Assisted Enhanced Remineralization*), utilizando hidroxiapatita u otros minerales similares como agentes remineralizadores. Así, la tecnología REMINOVA prepara el esmalte dañado de manera que los iones, como el calcio y el fosfato, son empujados rápidamente hacia la parte más profunda de las lesiones. Y este proceso de remineralización se estimula mediante pulsaciones electrónicas cortas emitidas por un instrumento especialmente diseñado para ello.

Según los estudios *in vitro*, no requiere inyecciones anestésicas ni perforaciones en los dientes y los resultados respaldan el éxito de la técnica. De hecho, REMINOVA ha solicitado 17 patentes de esta tecnología, que fue presentada por primera vez al público en 2014.

Desde entonces, la compañía REMINOVA ha puesto en marcha diferentes campañas de *crowdfunding*, principalmente en Reino Unido y EE.UU., en un esfuerzo para recaudar los fondos necesarios para llevar esta tecnología al mercado. Necesitan conseguir accionistas de todo el mundo para ampliar el desarrollo de la empresa, aumentar su equipo operativo y buscar alianzas estratégicas con empresas dentales interesadas en la venta de esta tecnología. Los interesados que deseen convertirse en accionistas contribuirán a eliminar los instrumentos rotatorios de la odontología conservadora y a transformar la salud dental a nivel global.

"Con su ayuda e inversión nuestro novedoso tratamiento de restauración dental podría estar disponible para los pacientes muy pronto", anunció el CEO de REMINOVA, el Dr. Jeff Wright.

Más información en https://reminova.sharein.com/invest

CAPÍTULO 7

PÓSTERS PREMIADOS EN LA JORNADA
Y RESTO DE PÓSTERS

Estrategias innovadoras del control de la placa bacteriana, factor común entre caries y enfermedad periodontal y la relación con la salud general

Autores: Tarragó Gil Rosa; Chara Escobar Dayana; Co Bernabéu Saray; Keke Gbetri Ruth; Berdor Blasco Ainhoa.

Centros de trabajo: Centro de Salud Seminario Sector Zaragoza III; Servicio Aragonés de Salud; IES Miguel Catalán.

Introducción: La evidencia de que la salud bucodental tiene un impacto directo en la salud general es cada vez mayor. La cavidad bucal puede mostrar la salud o la enfermedad y ciertas patologías pueden presentar sus primeros síntomas en ella. Asimismo, en la boca se pueden observar signos que pueden alertarnos sobre carencias vitamínicas, falta de minerales o estados nutricionales deficitarios. En definitiva, la salud bucal es trascendental para la salud sistémica y el bienestar general.

Objetivos: El objetivo principal de este trabajo ha sido revisar la evidencia sobre las conexiones que existen entre la salud oral y la salud general, resaltando la importancia que todas estas enfermedades van a tener en un futuro próximo. Por otro lado, se pretende desarrollar estrategias preventivas con equipos multidisciplinares de dentistas, higienistas, cardiólogos, ginecólogos, matronas, enfermeras comunitarias, terapeutas ocupacionales.

Material y métodos: En relación con los objetivos, se consultaron las bases de datos PubMed (MEDLINE) y *SciELO*, así como la Cochrane Library. Así, se analizaron artículos en castellano e inglés publicados en los últimos 10 años.

Resultados: Tras analizar diferentes estudios que apoyan la asociación entre salud bucodental y otras enfermedades o condiciones sistémicas, como el embarazo, la diabetes, las enfermedades cardiovasculares, respiratorias, el cáncer, la obesidad, la enfermedad renal crónica, el Alzheimer, la artritis reumatoide y la relación con bajo rendimiento en el deporte, es necesario concienciar a la población de la importancia de cuidar la salud bucal manteniendo un control adecuado de su higiene y así mejorar la salud general.

Conclusiones: A pesar de las consecuencias que se pueden derivar de la caries y la enfermedad periodontal, su prevención es sencilla, basada principalmente en hábitos de higiene. Previniendo y tratando la caries y la enfermedad periodontal el beneficio redundará en la salud sistémica de los pacientes.

POSTER

Hipersensibilidad dentinal:
prevalencia y comparativa de dos tratamientos

Autores: Lupu Ana María; Chykanovsky Vitaliy.

Centros de trabajo: Grado en Odontología; Universidad de Zaragoza; Campus de Huesca.

Introducción: La hipersensibilidad dentinaria es uno de los problemas más frecuentes en la clínica odontológica en relación con la pérdida de estructura dental. Se piensa que la incidencia está aumentando, particularmente en adultos jóvenes, debido al aumento en el consumo de dietas saludables, pero erosivas. El objetivo de este póster es evaluar la prevalencia de la hipersensibilidad dentinaria, así como comparar la eficacia entre dos tipos de tratamientos. Material y métodos: Se ha realizado una búsqueda bibliográfica en *Pubmed* en los últimos 10 años utilizando palabras clave como *dentinal hypersensitivity prevalence* y *dental hypersensitivity treatment,* obteniendo 8 artículos finales para la elaboración del póster.

Resultados: La prevalencia de la hipersensibilidad dentinaria es muy variada, oscilando entre el 3-57%, según estudios llevados a cabo en la población inglesa, aumentando hasta un 72-98% en la población periodontal. El rango de edad más susceptible es entre los 20-50 años y entre los dientes más afectados encontramos caninos y primeros premolares, seguidos de incisivos y segundos premolares, siendo los molares los menos afectados. En cuanto a la localización anatómica, la mayoría están circunscritos a la región bucocervical. En la población pediátrica, un estudio revela que los niños con erosión dental presentan mayor prevalencia de hipersensibilidad dentinaria que aquellos que no manifiestan signos de erosión. Con lo que respecta a la población española, la prevalencia de hipersensibilidad es de 27.7%. En cuanto a los tratamientos, se compara le eficacia entre el láser Nd: YAG y diversos dentríficos desensibilizantes que contienen 15% de *NovaMin* u 8% de arginina. Se ha observado que la mejor oclusión tubular la presenta *NovaMin* y la arginina mejora cuando se usa en combinación con el láser Nad: YAG.

Conclusiones: La sensibilidad dentinaria sobre todo en los pacientes periodontales es un factor a tener en cuenta por los profesionales dada la alta tasa de prevalencia que presentan. El manejo correcto requiere de un tratamiento eficaz. En este caso, *NovaMin* es quien presenta los resultados más prometedores sobre la obliteración de los túbulos dentinarios.

.

PÓSTER

La importancia del uso del indicador biológico en esterilización a vapor en Odontología.

Autores: Sanz Callén Silvia; De la Parte Serna Alejandro; Centurión Merodo Yamila; Alonso Ezpeleta Oscar; Monticelli Francesca.

Centros de trabajo: Universidad de Zaragoza.

Filiación: Facultad de Ciencias de la Salud y Deporte de Huesca. Servicio de Prácticas Odontológicas de la Universidad de Zaragoza.

Objetivo: Evaluar el estado actual de la bibliografía científica sobre el uso del indicador biológico en esterilización a vapor en Odontología.

Material y método: Revisión sistemática de literatura científica en MEDLINE/Pubmed utilizando los términos MeSH: "sterilization *Geobacillus Stearothermophilus*" AND "steam sterilization" AND "sterilization steam indicator".

Se incluyeron los estudios publicados en revistas JCR escritos en inglés entre los años 2006-2016.

Resultados: consultados varios artículos que comparan la fiabilidad de la esterilización mediante Test Bowie&Dick, indicadores químicos (externos e internos), indicadores físicos e indicadores biológicos, se obtienen resultados que demuestran que el indicador biológico con *"Geobacillus Stearothermophilus"* es el que presenta mayor fiabilidad.

Cabe destacar que, aun que siendo el único que verifica el proceso de esterilización, su uso en la práctica clínica diaria sea todavía limitado.

Conclusiones: De los diferentes indicadores utilizados en la verificación de la esterilización por vapor sólo el indicador biológico con *"Geobacillus Stearothermophilus"* es el único que presenta mayor fiabilidad del proceso.

PÓSTER

Defectos de esmalte: Comparativa de prevalencia y repercusiones en Andalucía oriental en 2015 y 2016.

Autores: Alonso Lajara Isabel María; Bolaños Carmona María Victoria; Fernández Fernández Lucía.

Centros de trabajo: Universidad de Granada.

Propósito: Conocer y comparar la prevalencia, extensión y severidad de los defectos de desarrollo del esmalte (DDE) y su posible asociación con la caries tomando como base del análisis al paciente.

Material y método: Un total de 118 escolares del colegio Francisco Sanz Sanz en Aguadulce (Almería). Los alumnos tenían entre 5 y 8 años de edad cuando fueron examinados en 2015. La exploración de la misma cohorte se ha repetido en 2016, en ambas ocasiones siguiendo los criterios de la OMS. Se ha registrado la patología dental, el índice DDE modificado según la FDI y el sistema ICDAS II para la valoración de la severidad de la caries.

Resultados: No se han encontrado diferencias significativas en la edad y el grado de recambio en función del sexo en ninguna de las dos exploraciones. Seis escolares estaban más afectados por caries y 4 presentaban más DDE en 2016. No existen diferencias significativas entre ambas exploraciones en el número medio de DDE en dentición temporal pero sí en permanente. En total, el porcentaje de alumnos afectados por DDE fue del 70,3% en 2015 y de 72,9% en 2016, siendo ODE el evento más frecuente (23,7% de los niños con DDE en dentición temporal y el 26,3% en dentición permanente). La afectación por caries fue más severa y prevalente en dentición permanente en los alumnos con DDE.

Conclusión: ODE supone el defecto más prevalente. El porcentaje de niños afectados aumentó un 5,1% en dentición permanente, entre los años 2015 y 2016. Existe un aumento en la extensión y severidad de la caries dental en el tiempo en dentición temporal y permanente. No se observa una distribución diferente de las lesiones entre afectados o no en dentición temporal, pero sí en dentición permanente.

PÓSTER

Bacterioterapia y Posbióticos en la prevención de la diarrea asociada a la toma de antibióticos en procesos odontológicos.

Autores: Maurenza Cuesta Ursula; Manrique Vergara David.

Centros de trabajo: Servicio Salud Principado de Asturias; ELiE Health Solutions.

Introducción: Los antibióticos son los fármacos más prescritos en odontología[1]. Se utilizan para erradicar la presencia de microorganismos capaces de mantener y diseminar un proceso infeccioso odontogénico, o bien, de generar infecciones sistémicas como la endocarditis infecciosa[2].Los antibióticos agreden al medio intestinal mediante alteración de la microbiota y de la motilidad intestinal, y producen acción tóxica directa sobre la mucosa intestinal. La aparición de diarrea asociada a la administración de antibióticos (DAA) se presenta en 5 - 20% de los pacientes[3].Los probióticos son una realidad en la prevención de la DAA. Actualmente están emergiendo formulaciones "posbióticas", principalmente de ácido butírico, con gran potencial de uso en DAA.La *tributirina* (triglicérido de ácido butírico) se incluye actualmente en algunas formulaciones de nutrición por sonda destinadas a pacientes críticos.

Objetivo:
Actualizar las posibilidades de los probióticos para la prevención de DAA.
Conocer las nuevas formulaciones "posbióticas" y sus posibilidades de uso en DAA.

Métodos: Revisión de los siguientes documentos:

– Guía Práctica sobre Probióticos y Prebióticos de la Organización Mundial de Gastroenterología[4].

– Guía clínica para la suplementación con probióticos, Farmacéuticos Comunitarios, 2017[5].

– Revisión sobre ácido butírico en gastroenterología[6].

Resultados: En relación a los probióticos destaca la evidencia disponible para S. Boulardii, L. rhamnosus GG, y L. reuteri.

En cuanto a los posbióticos, se ha demostrado que en la DAA está presente una baja producción colónica de ácido butírico, por tanto, su administración como posbiótico puede aliviar los síntomas.

Conclusiones: El uso de S. Boulardii, L. rhamnosus GG, y L. reuteri en DAA es de utilidad clínica.

El desarrollo de suplementos orales de ácido butírico supone una nueva herramienta que viene a ampliar las posibilidades de los probióticos en la lucha contra la DAA, sobre todo en casos donde los probióticos supongan riesgos. Destacar la formulación de *tributirina* (triglicérido de ácido butírico) para uso oral, ya que permite el uso de esta sustancia en paciente ambulatorio[7].

Salud Bucodental en Gestantes y su relación con el Tiempo de Gestación y Peso del Recién Nacido.

Autores: Velarde Grados Ibis Verónica; Izquierdo Méndez N; Romero Martín Margarita; Casado Gomez Inmaculada.

Centros de trabajo: Universidad Complutense de Madrid (UCM).

Consideramos que la Salud Bucodental es determinante en la Gestación tanto para la normalidad de su duración como en el peso y vitalidad del recién nacido, según lo demostrado en distintos estudios.

Objetivo. Para comprobar esta relación en nuestra Comunidad de Madrid hemos estudiado durante un periodo anual un total de 139 mujeres primigestas y/o multíparas en su postparto inmediato ingresadas en el Hospital Universitario "Clínico San Carlos" seleccionado al azar de entre los Hospitales Públicos de la Capital Autonómica.

Material y Método. Mediante estudio epidemiológico transversal, analizamos las relaciones peso/edad gestacional del recién nacido en función del CAOD y hábitos de higiene oral y tabáquico materno.

Resultados. El promedio de edad de las madres es 31 años (mín. 15, máx.45), un 8,6% son fumadoras, su CAOD promedio 8,03 cuyo componente "C" fue 3,2 (mín. 0 y máx. 3,2), el Índice de Placa de Silness y Löe 1,55. Asimismo, en promedio, el peso de los recién nacidos ha sido de 2.905 gr. (670 gr. mín. y 4.100 gr. máx.), el tiempo gestacional 266 días, el valor de Apgar a los 5 minutos 9,77 (mín. 1 y máx. 10). La prematuridad alcanzó un 24% y un 18% el Bajo Peso, significativo (p=0,52) en hijos de fumadoras.

Conclusión: La Salud Bucodental no suele ser un punto de atención en el seguimiento de las gestantes y nuestro trabajo pone de manifiesto la alta prevalencia de caries y su trascendencia para el recién nacido.

PÓSTER

Retos preventivos frente a la caries a través de los sentidos exteroceptores para implementar la higiene oral en pacientes tea.

Autores: Cruz Vázquez Susana; Wansze Albarrán Celina; Canorea Díaz Emma; Pérez Merino Mª del Carmen; García Vicente Rocío

Centros de trabajo: SESCAM; PRIVADA; SESCAM; SERMAS; PRIVADO

Introducción: El autismo es un trastorno de la conducta. En estos pacientes, los estilos de aprendizaje son diferentes, por ello se deben crear rutinas ordinarias que mejoren su calidad de vida. Entre ellas, lograr un correcto hábito de higiene oral. Esto supone un reto para padres y profesionales dentales que deben crear estímulos y reacciones adecuadas para cada situación. En edades tempranas pueden rechazar los cepillos dentales, por la textura, por ello se precisa selección de las estrategias de higiene oral individualizadas

Objetivo: Facilitar la información necesaria sobre métodos e instrumentos para higiene oral para familia y cuidadores, creando la rutina necesaria desde edades tempranas, integrándolo como un juego social. Con este fin, se crean maquetas para que la estimulación sensorial sea un paso estratégico para introducir el cepillo dental.

Material y método: Se explican los diferentes métodos a realizar por parte de padres y cuidadores. Entre otros destacamos: secuencias fotográficas/fantomas, técnica cepillado, trabajo para mantenimiento de boca abierta, jugar con cuadros de diferentes texturas, "primero yo y luego tú", control de su nutrición, introducción pasta en selección de olores/sabores.

Resultados y discusión: Si se realiza trabajo en equipo, entre los cuidadores y los profesionales de salud bucodental, se mejoran las posibilidades de higiene de este colectivo.

Conclusión: Ante la incidencia de pacientes con TEA, en aumento exponencial, se precisa adaptar los medios de aprendizaje y la atención dental diferente por su condición. Instaurar un correcto hábito de higiene garantiza mejoría en sus niveles de caries en el futuro.

PÓSTER

La relación existente entre el consumo de tabaco y la enfermedad periodontal.

Autores: Sánchez Cortés Ana; Unuzungo Suquitana Veronica Cristina; Abou Chamorro Dunia; Chykanovskyy Vitaliy.

Centros de trabajo: Universidad de Zaragoza; Universidad de Zaragoza; Universidad de Zaragoza; Clinica Dental Iturralde.

Introducción: En la actualidad, el hábito tabáquico continúa siendo un problema de salud pública a nivel Europeo. Es por dicho motivo por el que se ha constatado un aumento de la prevalencia de enfermedades periodontales causadas por el consumo de esta sustancia. El objetivo de esta revisión bibliográfica es comprobar el daño producido por este hábito a nivel periodontal.

Material y métodos: Se realizó una búsqueda bibliográfica en *PubMed*, base de datos *Medline* utilizando como palabras clave *tobacco*, *periodontitis*, *periodontal disease*, *gingivitis*, además de los siguientes filtros: publicaciones de los últimos diez años, en inglés y realizados en humanos. Se encontraron un total de 301 artículos a los cuales se les han aplicado los criterios de inclusión y exclusión, seleccionando 10 artículos que han sido revisados independientemente por tres autores diferentes.

Resultados: los fumadores tienen 4 veces más riesgo de desarrollar periodontitis que los no fumadores. Por el contrario, los ex fumadores presentan 1,68 más riesgo de desarrollar la misma patología oral. En cuanto al nivel de inserción clínico (INC), los estudios realizados muestran que existe un fenómeno dosis dependiente en cuanto al deterioro del mismo, reflejando que aquellos fumadores que consumen < de 10 cigarrillos/día tienen 2,05 más riesgo de perder INC, mientras que los consumidores de > de 10 cigarrillos/día tienen 4,75 veces más riesgo de perder INC que los no fumadores. Aquellos fumadores que consumen 45 cigarrillos o más al día, tienen entre 2,4 a 4,9 veces más de riesgo de presentar pérdida dental.

Conclusión: A raíz de los datos estudiados en esta revisión, se puede establecer una causalidad entre el consumo de tabaco y las enfermedades periodontales. Además, cuanto mayor es el número de cigarrillos consumidos al día mayores son las repercusiones a nivel periodontal, estableciéndose el umbral de mayor riesgo en 10 cigarrillos diarios. También se observó que el metabolismo óseo se ve afectado tal y como se muestra en los estudios que constatan la pérdida de nivel de inserción clínico (INC) en relación con un consumo excesivo de tabaco, originándose así la pérdida de piezas dentales.

Prevención en la higiene bucodental en niños y adolescentes con aparatología removible de ortodoncia.

Autores: Sangoluisa Pumisacho Daniela; Martinez Giménez Alicia; Chueca Isidro Maria; Valero Alcázar Paula; Mallén Mercedes.

Centros de trabajo: IES Miguel Catalán.

Introducción: Tanto la infancia como la adolescencia son los momentos adecuados, para ofrecer una prevención ante posibles enfermedades bucodentales.

Por esa razón, la prevención en pacientes portadores de aparatología removible cobra aún más fuerza, ya que un mal mantenimiento y una higiene descuidada o la predisposición genética ante enfermedades orales podrían ser causantes de una prevalencia mayor de caries, gingivitis y periodontitis.

Objetivo: Concienciar a los familiares de los pacientes portadores de aparatos removibles de ortodoncia a fomentar la mejora del cuidado dental, para que a corto y largo plazo se mejoren los índices CAO y CAOD, y que los problemas periodontales disminuyan en la edad adulta.

Material y Métodos: Para elaborar esta revisión se consultaron bases de datos *PubMed* (MEDLINE) y *SciELO*, así como la Cochrane Library. Analizamos artículos publicados en los últimos 10 años, escritos en inglés o en castellano.

Palabras clave: Prevención, placa bacteriana, enfermedad periodontal, caries, aparatología removible.

Resultados y Discusión: En esta revisión de artículos tenemos en cuenta la variedad de aparatología removible existente para tratar problemas dentales en cada niño o joven de manera especializada. Por lo que buscamos tener un protocolo general que actúe como filtro, dando una buena prevención para proporcionar posteriormente a cada paciente un cuidado y tratamiento más personalizado a sus necesidades.

Ante estos problemas, tendremos en cuenta que la población tratada tendrá maloclusiones, problemas con placa bacteriana debido a la retención de la misma, mala praxis en su salud oral.

Por este hecho, el papel del higienista bucodental es crucial en el mantenimiento bucodental, enseñando y concienciando sobre los hábitos relacionados con la salud oral.

Conclusión: Todos los profesionales de la odontología deberían tener un papel más activo en la incidencia de la educación en la higiene dental y así prevenir la caries dental en pacientes portadores de aparatología de ortodoncia removible.

PÓSTER

Capacidad remineralizadora de pastas dentales de uso diario.

Autores: Martínez Beneyto Yolanda; Pérez Lajarín Leonor; Pérez Silva Amparo; Serna Muñoz Clara; Ortiz Ruiz Antonio.

Centros de trabajo: Universidad de Murcia.

Introducción y Objetivo: La odontología de mínima intervención es un campo que se abre paso a un ritmo vertiginoso. Una de sus principales metas es poner freno a las lesiones dentales mientras la estructura dental permanece intacta. El objetivo de este estudio ha sido comprobar la eficacia remineralizante de dos dentífricos comerciales de uso diario: *Enamelon®* y *Sensodyne Repair and Protect* (Novamin®).

Material y método: Se han empleado 36 dientes bovinos, han sido desmineralizados y posteriormente remineralizados mediante pastas dentales con un cepillado diario. La concentración de minerales Ca, P y ratio Ca/P se ha determinado mediante EDX, análisis morfológico de las muestras con MEB y finalmente fluorescencia (*DIAGNOdent Pen®*) todo ello en situación basal, desmineralización, a los 7, 21 y 28 días de tratamiento.

Resultados: Ambas pastas dentales presentan capacidad remineralizadora óptima produciéndose un relleno de los microporos desde los primeros días de tratamiento. Los valores de *DIAGNOdent Pen ®* recogidos en cada fase se recuperan tras ambos tratamientos de forma significativa ($p < 0,001$).

Conclusiones: Ambas pastas dentales de uso diario tienen capacidad remineralizante.

PÓSTER

Xilitol como agente anticaries

Autores: Soriano García Cristina; Aranda Anadon Jessica; Ibáñez Turrillo Pilar; Monbiela Abós Lorena; Munteau Blaicean Ana María Cristina

Centros de trabajo: IES Miguel Catalán.

Introducción: El Xilitol es un polialcohol, que se utiliza como edulcorante, está presente en la corteza de abedules y también en diversas frutas y verduras. Su dulzor es semejante al del azúcar pero con un cuarto menos de calorías. Sus dos principales funciones: pueden consumirla los diabéticos y disminuye la incidencia de caries lo que conlleva su utilización como medicina preventiva.

Objetivos: El objetivo principal de este trabajo es revisar la evidencia científica sobre la asociación de la utilización del Xilitol y la reducción de caries.

Material y métodos: Se consultaron las bases de datos *PubMed* (MEDLINE) y *SciELO*, así como la Cochrane Library.

Se analizaron 16 artículos en castellano e inglés publicados en los últimos 10 años.

Resultados: El Xilitol tiene numerosos beneficios frente a un solo efecto negativo: una ingesta desmedida puede provocar un efecto laxante en el cuerpo. En cuanto a los beneficios del Xilitol no solo tienen que ver con el fortalecimiento de la remineracilación, tiene además numerosos beneficios en cuanto a la otitis infantil, la diabetes, retrasa el envejecimiento de la piel,…

Se debe tener en cuenta que mínimo hay que tomar una cantidad de 5 a 7,5 gramos de Xilitol diario para obtener los resultados óptimos en nuestra boca, ya sea en forma de chicle o caramelo.

Conclusión: Tras analizar los diferentes artículos y comparar resultados el Xilitol: No desciende el ph al consumirlo, reduce la acumulación de placa, fortalece los mecanismos de remineralización, es capaz de atraer el calcio y su acción principal no se ejerce sobre el diente, sino sobre el *biofilm*.

Palabras clave: Xilitol, edulcorante, remineralización, *biofilm*, caries.

Caries de la primera infancia (cpi) y factores de riesgo asociados

Autores: Peco Claverol Blanca; Celaya Santisteve Raquel; Lahoz Miranda Elena; Sanz Coarasa Ana.

Centros de trabajo: Universidad de Zaragoza, Facultad de Ciencias de la Salud y del Deporte, Campus de Huesca, Grado en Odontología.

Introducción: La CPI se define como la presencia de dientes con lesiones cariadas, ausentes u obturados, en niños de 71 meses de edad o menores. Comienza con una lesión blanca en incisivos temporales superiores alrededor del margen gingival pudiendo afectar también a sectores posteriores. Si no es tratada, puede llegar a provocar la fractura de la corona.

Objetivo: Analizar los factores de riesgo asociados a la CPI y la actuación ante ellos para conseguir una prevención y/o diagnóstico tempranos y proteger la salud bucodental y general del paciente pediátrico.

Material y métodos: Búsqueda de artículos en la base de datos *Pubmed/ Medline* de los últimos 10 años y revisión de los protocolos de las diferentes sociedades odontopediátricas.

Resultados: La CPI representa el patrón de caries más agresivo y destructivo en dentición temporal. Su pico más elevado ocurre entre los 13 y 24 meses. La transmisión bacteriana temprana, los hábitos y la ingesta frecuente de carbohidratos juegan un papel clave. La etiología es multifactorial: colonización bacteriana temprana (*Streptococcus* y *Lactobacillus*), factores dietéticos (dieta cariogénica, lactancia materna o artificial a demanda prolongada…) y ambientales (nivel socioeconómico, educación y raza).

Los niños que presentan CPI tienen más posibilidades de tener caries en el resto de dentición temporal y en la permanente.

Para la prevención es fundamental conocer los factores de riesgo, estudiar los hábitos del niño, explicar a los padres las medidas nutricionales, dietéticas y preventivas correctas, además de estimular la higiene precoz y el uso de quimioterápicos de manera individualizada.

El tratamiento es complejo en fases avanzadas, debido a la corta edad de los pacientes, su falta de colaboración y la complejidad de los tratamientos. Por ello, frecuentemente requieren ser intervenidos bajo anestesia general.

Conclusión: La educación basada en el control de los factores de riesgo debe estar presente en todos los ambientes que rodean al niño: familiar, sanidad, guarderías, programas comunitarios y políticos, etc. Debe empezar lo antes posible, idealmente durante el embarazo y los primeros años de vida del niño. Siendo imprescindible realizar la primera visita al odontopediatra, como tarde al año de edad.

PÓSTER

Grado de conocimiento sobre salud bucodental por parte de profesionales de pediatría en atención primaria.

Autores: Giunta María Elena; Roca Piqué Lourdes; Alaejos Algarra Concepción; Mateos Bueno Tránsito; Roque Badell Vivianne.

Centros de trabajo: ABS Bellvitge; ABS Molí Nou; ABS Gavá 2; ABS Gavá 2; ABS Gavá 2.

OBJETIVO: Evaluar el grado de conocimiento que tienen los sanitarios que se dedican a la pediatría sobre las enfermedades bucodentales más frecuentes en la primera infancia.

METODOLOGÍA:

Tipo de estudio: Estudio transversal descriptivo, aplicando un cuestionario anónimo a los profesionales de Atención Primaria que atienden a la población infantil.

Población de estudio: Profesionales de pediatría, médicos y enfermeras, que lleven más de un año trabajando en Atención Primaria y en la especialidad de Pediatría y acepten participar en el estudio.

Ámbito de estudio: SAP Delta del Llobregat. En esta SAP trabajan 62 pediatras y 55 enfermeras de pediatría.

Recogida y variables: Mediante un cuestionario, basado en el "United Kingdom National Survey of paediatric postgradute speciality trainees" de 2013, que incluye las siguientes variables: centro y población donde ejerce, años de ejercicio en pediatría, si ha recibido formación en salud oral, habilidades para detectar caries, relación entre dieta y salud oral, medicaciones que pueden afectar a la dentición, uso de biberón, criterios de derivación a odontología, preferencias en cuanto a la formación que querría completar o recibir sobre salud oral.

RESULTADOS: Del total de cuestionarios enviados contestaron el 60% (70). De estos sólo el 30% (21) manifestó haber recibido formación en salud oral, encontrando esta formación insuficiente el 80% (16) de los mismos.

Por otro lado, es importante destacar que si no hay patología sólo derivan para control odontológico a los niños el 40 % de estos profesionales y el 80% de los que derivan a odontología lo hacen a partir de los seis años de edad.

CONCLUSION: Los profesionales de pediatría de la SAP Delta consideran que no tienen suficientes conocimientos en salud oral y consideran necesario recibir una mayor formación para prevenir y detectar patologías bucales y derivar a odontología a los niños.

PÓSTER

Intervención dietética en el paciente periodontal: prevención y coadyuvante del tratamiento de la enfermedad periodontal.

Autores: Auría Beatriz; Nuñez Pilar; Retamar Sandra; Sanclemente Teresa.

Centros de trabajo: Universidad de Zaragoza.

Introducción: La enfermedad periodontal (EP) es una enfermedad crónica, inflamatoria y polimicrobiana con múltiples factores etiológicos que causa la destrucción de los tejidos de sostén del diente, incluyendo el ligamento periodontal y el hueso alveolar. Pese a la aparente evidencia de la relación entre la EP y el estado nutricional, el tratamiento odontológico general no contempla, de forma rutinaria, la inclusión de recomendaciones dietéticas que ayuden a mejorar la salud general y oral de los individuos periodontales. Esto es importante debido a que la tarea del profesional de la odontología no tiene que limitarse a la ejecución de procedimientos odontológicos, sino que debe incluir la prevención y educación de todos los pacientes.

Objetivo: El objetivo de nuestro trabajo fue el diseño y aplicación en la consulta odontológica de un cuestionario, basado en la revisión de la bibliografía existente acerca de la alimentación, la nutrición y la enfermedad periodontal, que guíe al odontólogo en la mejora de los hábitos dietéticos del paciente periodontal.

Resultados y discusión: El cuestionario fue elaborado y revisado por seis profesionales de la salud, utilizándose en un total de 20 pacientes para comprobar su utilidad y evaluar su practicidad clínica. La información recogida (hábitos dietéticos, características del paciente, realización o no de dieta saludable, alimentos más habituales) permite proporcionar consejo dietético personalizado tanto a los pacientes considerados de "alto riesgo" como a aquellos con la enfermedad ya establecida, dentro de la terapia básica periodontal. Una dieta basada en la guía de alimentación saludable para la población española de la SENC, haciendo hincapié en los alimentos más ricos en los nutrientes posiblemente relacionados con mejor salud periodontal puede prevenir y actuar como coadyuvante del tratamiento de la enfermedad periodontal, así como disminuir el riesgo enfermedades sistémicas.

Conclusiones: La educación dietética en el marco de la consulta odontológica consolida el mensaje de otros profesionales de la salud, por lo que puede ser una herramienta beneficiosa y sencilla para mejorar el estado general de los pacientes periodontales.

PÓSTER

Determinantes sociales de la salud oral

Autores: Díez Asensio, Fátima; Mainar Gil, Carmen; Calvo Acín, Ana María.

Centros de trabajo: IES Miguel Catalán.

Introducción: De acuerdo con la OMS, la salud bucodental está directamente relacionada con las condiciones generales socioeconómicas del individuo. La prevalencia de enfermedades bucodentales, destacando la caries dental y la enfermedad periodontal, está aumentando en los países de ingresos bajos y medianos. Debido al elevado coste de los tratamientos odontológicos, escasean los programas públicos de salud bucodental, aunque muchos de estos costes podrían evitarse aplicando medidas eficaces de prevención y promoción de la salud en toda la población. La odontología es la actividad sanitaria en la que menos ha interferido la sanidad pública, a excepción de en los menores de 15 años que cuentan con más servicios disponibles.

Objetivo: Nuestro objetivo es concienciar de la importancia de la prevención bucodental sobre la Salud Pública. Fomentar la ejecución de proyectos comunitarios de promoción de la salud bucodental y prevención de enfermedades orales, con énfasis en poblaciones pobres y/o desfavorecidas.

Material y métodos: Se han consultado bases de datos de la asociación "Odontología Solidaria" de toda España, con registros de los dos últimos años de tratamientos realizados en pacientes con diferentes niveles de renta. Agrupando a estos pacientes en 6 clases. La clase I corresponde a la de mayor renta y la VI a la de renta más baja.

Resultados y discusión: En el estudio evaluado, diferencian la causa de la visita al dentista dependiendo de la "clase social" a la que pertenecen. Siendo los de la clase alta los que optan por una odontología más preventiva, mientras los de la clase baja acuden por exodoncias (odontología invasiva). La población con escasos recursos retrasa las consultas y recurre a la Seguridad Social para realizar directamente la extracción de la pieza dental (tratamiento gratuito), bien porque está muy dañada o porque el problema es más grave.

Conclusión: Por todo ello, los pacientes con menos recursos sufren mayor deterioro de la salud oral, presentado bocas mucho más pobres en cuanto a número de piezas. Se debería incidir e invertir más en la Salud Pública Oral, ampliando la cartera de servicios y realizando más programas para pacientes con alto riesgo de caries. Es decir, fomentar la odontología preventiva para evitar obturaciones, endodoncias y exodoncias en personas con peor salud bucodental debido a sus deficientes condiciones socioeconómicas. Además de ampliar la cobertura de los tratamientos odontológicos, sería conveniente incrementar el número de odontólogos e higienistas en la Sanidad Pública. Por último, la edad límite de atención pública en las Unidades de Salud Bucodental debería ser modificada e incluir a pacientes mayores de 15 años. Todo lo anterior mejoraría notablemente la salud global odontológica en la población.

CAPÍTULO 8

RECOPILACIÓN DE AUDIOVISUALES
DE LA JORNADA DE PRIMAVERA SESPO 2017

El libro incluye también un material audiovisual de gran valor, en el que algunos autores, como el presidente de SESPO, Dr. Jesús Rueda García, la coordinadora editorial, Dra. Elena Martínez Sanz y las autoras Dra. Carmen Llena Puy y la Dra. Yolanda Martínez Beneyto, han grabado una serie de audiovisuales, que vienen a complementar el atractivo contenido que ya de por sí incluye el libro o e-book. Los videos pueden ser visualizados tanto en un ordenador, smartphone o tablet, y para ello, el lector puede utilizar, o bien el link, o también el código QR, que directamente redirige a la página donde está disponible cada uno de los vídeos.

Video de presentación de la Jornada SESPO 2017, por el Dr. Jesús Rueda.

http://amazingbooks.es/jornadasespo2017-dr-jesus-rueda

Video de presentación de fluoruro diamínico de plata presentado por la Prof.ª Dra. Elena Martínez Sanz

http://amazingbooks.es/jornadasespo2017-dra-elena-martinez-riva-star

Video de presentación de capítulo por la Prof.ª Dra. Carmen Llena Puy.

http://amazingbooks.es/jornadasespo2017-dra-carmen-llena

Video de presentación del libro "Odontología mínimamente invasiva y agentes remineralizantes" por la Prof.ª Dra. Elena Martínez Sanz

http://amazingbooks.es/jornadasespo2017-dra-elena-martinez-presentacion

---

Video de presentación de la molécula TCP por la Prof.ª Dra. Yolanda Martínez Beneyto.

http://amazingbooks.es/jornadasespo2017-dra-yolanda-martinez-2018

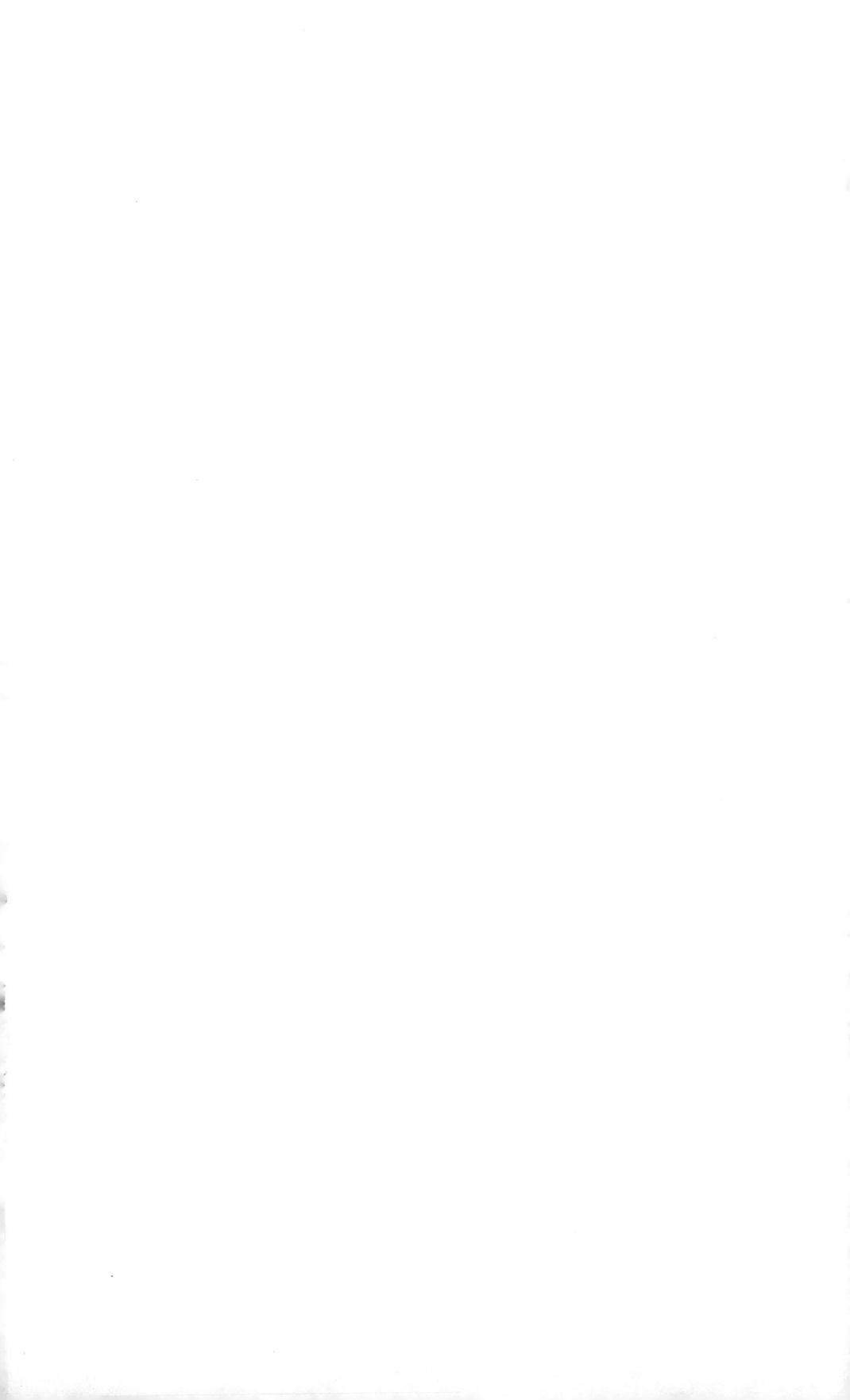

www.ingramcontent.com/pod-product-compliance
Lightning Source LLC
Chambersburg PA
CBHW040756220326

41597CB00029BB/4935